柔道整復師国家試験対策
でる ポ とでる 問

増補改訂第2版

【上巻】 解剖学
　　　　生理学

井手貴治、片岡彩子
川上智史、若月康次
伊藤譲、田中輝男 他・著

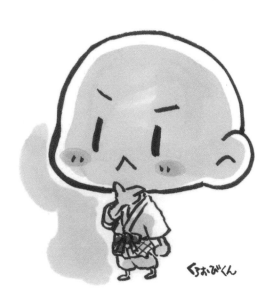

くおびくん

Round Flat

増補改訂第2版　はじめに

　今年度の柔道整復師国家試験から出題基準が改定され「包帯法」、「柔道」、「社会保障」等の新しい出題項目が追加されました。本書を出版し1年が経ち、第2刷発行の運びとなりましたのを機会に、これらの新しい出題項目を加え、さらに初版の内容に加筆や修正を加えて、新しい国家試験出題基準に対応させました。

　また、日本体育大学教授 伊藤先生、帝京平成大学 荒木先生、九州大学名誉教授 田中先生など、新たな筆者を迎え、内容の充実を図りました。初版と同様に、本書を購入された受験生の皆様には是非とも本書がボロボロになるまで反復学習し、国家試験合格を勝ち取っていただければ幸いです。

　最後になりますが、本書の発行にあたり様々な先生方や出版社の方々にご協力いただき、無事改定に至ったことを深く感謝いたしております。

2019年12月吉日

井手 貴治

本書の活用法

国家試験にでるポイント

国家試験に出題されている内容の要点を短くまとめています。

国家試験に出題されているキーワードや重要語句は赤字にしてあります。赤シートを利用して、繰り返し学習できるようになっています。

十分に理解し、記憶に定着したらチェックボックスにチェックを入れましょう。

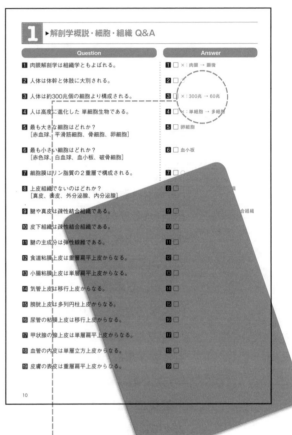

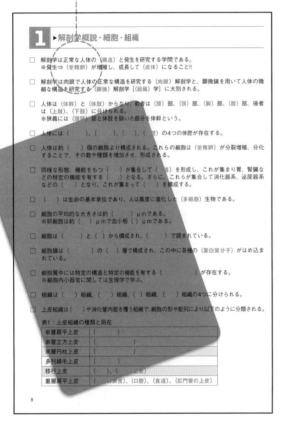

国家試験にでる問題

国家試験の過去問題を参考に作成したオリジナルの正誤問題です。

ポイント整理で要点を確認した後で、解答と解説を赤シートで隠して問題にチャレンジしてみましょう。

十分に理解し、記憶に定着したらチェックボックスにチェックを入れましょう。

CONTENTS [目次]

柔道整復師国家試験対策
でるポとでる問
[上巻]解剖学・生理学

【執筆者一覧】(五十音順)

井手　貴治
東亜大学　教授
歯科医師

伊藤　譲
日本体育大学　保健医療学部　教授

牛島　健太郎
自治医科大学医学部　臨床薬理学部門　講師
博士（薬学）

小笠原　史明
新潟柔整専門学校　学科長
柔道整復師、鍼灸師

片岡　彩子
博士（薬学）

川上　智史
東海大学　医学部　客員准教授
博士（医学）

川村　茂
明治国際医療大学　保健医療学部　准教授

末永　正典
あんのうらクリニック　リハビリ主任
理学療法士

田口　大輔
帝京大学　医療技術学部　講師

橘　泰之
十善会　在宅総合支援センター　訪問看護ステーション
理学療法士

田中　輝男
九州大学　名誉教授
博士（医学）、歯科医師、薬剤師

徳江　謙太
日本医学柔整鍼灸専門学校
柔道整復師、鍼灸師、介護支援専門員

三浦　章
長崎大学病院　精神神経科　研究協力員
鍼灸師

若月　康次
東海医療科学専門学校
柔道整復師

イラスト　植木　美恵

柔整国試
でる ポ とでる 問

PART 1　解剖学

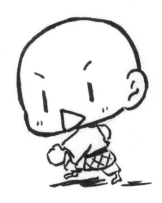

1 ▶解剖学概説・細胞・組織

☐ 解剖学は正常な人体の（構造）と発生を研究する学問である。
　　※発生⇒（受精卵）が増殖し、成長して（成体）になること!!

☐ 解剖学は肉眼で人体の正常な構造を研究する（肉眼）解剖学と、顕微鏡を用いて人体の微細な構造を研究する（顕微）解剖学［（組織）学］に大別される。

☐ 人体は（体幹）と（体肢）からなり、前者は（頭）部、（頸）部、（胸）部、（腹）部、後者は（上肢）、（下肢）に分けられる。
　　※狭義には（頭頸）部と体肢を除いた部分を体幹という。

☐ 人体には（頭蓋腔）、（脊柱管）、（胸腔）、（腹腔）の4つの体腔が存在する。

☐ 人体は約（60兆）個の細胞より構成される。これらの細胞は（受精卵）が分裂増殖、分化することで、その数や種類を増加させ、形成される。

☐ 同様な形態、機能をもつ（細胞）が集合して（組織）を形成し、これが集まり胃、腎臓などの特定の機能を有する（器官）となる。さらに、これらが集合して消化器系、泌尿器系などの（系統）となり、これが集まって（人体）を構成する。

☐ （細胞）は生命の基本単位であり、人は高度に進化した（多細胞）生物である。

☐ 細胞の平均的な大きさは約（10〜30）μmである。
　　※卵細胞は約（200）μmで、血小板は約（3）μmである。

☐ 細胞は（細胞質）と（核）から構成され、（細胞膜）で囲まれている。

☐ 細胞膜は（リン脂質）の（2重）層で構成され、この中に各種の（蛋白質分子）がはめ込まれている。

☐ 細胞質中には特定の構造と特定の機能を有する（細胞内小器官）が存在する。
　　※細胞内小器官に関しては生理学で学ぶ。

☐ 組織は（上皮）組織、（支持）組織、（筋）組織、（神経）組織の4つに分けられる。

☐ 上皮組織は（体表）や消化管内面を覆う組織で、細胞の形や配列により以下のように分類される。

　　★　上皮組織の種類と局在

単層扁平上皮	（血管内皮）
単層立方上皮	（甲状腺の腺上皮）
単層円柱上皮	（胃腸粘膜の上皮）
多列線毛上皮	（気道上皮）
移行上皮	（膀胱）、（尿管の上皮）
重層扁平上皮	（皮膚の表皮）、（口腔）、（食道）、（肛門管の上皮）

□ 皮膚、粘膜の上皮組織が体表面から深部へ落ち込み（分泌）作用を有する上皮組織を（腺組織）という。

□ 腺組織は体表や器官内腔に向けて（導管）を経由し分泌する（外分泌）腺と、導管が発生過程で消失し分泌物を血液に分泌する（内分泌）腺に分類される。
※内分泌腺の分泌物を（ホルモン）という。

□ 組織や器官の間を埋める組織を（支持）組織といい、細胞成分に比べて細胞間質の割合が（多い）のが特徴である。

□ 支持組織は（結合）組織、（軟骨）組織、（骨）組織、（血液・リンパ）に分けられる。

□ 結合組織は基質として（膠原）線維と（弾性）線維を含み、その間に（線維芽）細胞が散在する構造で、（密性）結合組織、（疎性）結合組織や（脂肪）組織などに分類される。

□ 密性結合組織には（膠原）線維が多く存在し、（真皮）や（腱）がこれにあたる。

□ 疎性結合組織は（膠原）線維がまばらで、器官や組織の間に存在する。

□ 脂肪組織は多くの（脂肪）細胞をもった（疎性）結合組織の一種で、（皮下）組織などにみられる。

□ 軟骨組織は（軟骨）細胞と（軟骨）基質から構成され、軟骨基質の組成により（硝子）軟骨、（弾性）軟骨、（線維）軟骨に分類される。

□ 関節軟骨、肋軟骨や気管軟骨は（硝子）軟骨、関節円板は（線維）軟骨、耳介軟骨は（弾性）軟骨でつくられる。

□ ヒトの細胞の染色体数は（46）個、（23）対で、このうち44個は（常染色体）、2個は（性染色体）とよばれる。

□ 卵子と精子が合体することを（受精）とよび、（卵管膨大部）でおこる。受精後、受精卵はただちに（卵割）を開始する。

□ 皮膚や神経系は（外）胚葉から、消化器や呼吸器は（内）胚葉、骨筋系や脈管系は（中）胚葉から分化する。

★ 胚葉の分化

外胚葉	皮膚、神経系（脳、脊髄、末梢神経）、感覚器
内胚葉	消化器（胃、腸、肝臓）、呼吸器（気管、肺）、尿路（膀胱、尿道）
中胚葉	骨、軟骨、結合組織、筋、脈管（心、血管）、腎臓

1 ▶解剖学概説・細胞・組織 Q&A

Question	Answer
1 肉眼解剖学は組織学ともよばれる。	**1** ☐ ×：肉眼 → 顕微
2 人体は体幹と体肢に大別される。	**2** ☐ ○
3 人体は約300兆個の細胞より構成される。	**3** ☐ ×：300兆 → 60兆
4 人は高度に進化した 単細胞生物である。	**4** ☐ ×：単細胞 → 多細胞
5 最も大きな細胞はどれか？ [赤血球、平滑筋細胞、骨細胞、卵細胞]	**5** ☐ 卵細胞
6 最も小さい細胞はどれか？ [赤色球、白血球、血小板、破骨細胞]	**6** ☐ 血小板
7 細胞膜はリン脂質の２重層で構成される。	**7** ☐ ○
8 上皮組織でないのはどれか？ [真皮、表皮、外分泌腺、内分泌腺]	**8** ☐ 真皮：真皮は密性結合組織
9 腱や真皮は疎性結合組織である。	**9** ☐ ×：腱、真皮、靭帯は密性結合組織
10 皮下組織は疎性結合組織である。	**10** ☐ ○
11 腱の主成分は弾性線維である。	**11** ☐ ×：弾性線維 → 膠原線維
12 食道粘膜上皮は重層扁平上皮からなる。	**12** ☐ ○
13 小腸粘膜上皮は単層扁平上皮からなる。	**13** ☐ ×：扁平 → 円柱
14 気管上皮は移行上皮からなる。	**14** ☐ ×：移行 → 多列線毛
15 膀胱上皮は多列円柱上皮からなる。	**15** ☐ ×：多列円柱 → 移行
16 尿管の粘膜上皮は移行上皮からなる。	**16** ☐ ○
17 甲状腺の腺上皮は単層扁平上皮からなる。	**17** ☐ ×：扁平 → 立方
18 血管の内皮は単層立方上皮からなる。	**18** ☐ ×：立方 → 扁平
19 皮膚の表皮は重層扁平上皮からなる。	**19** ☐ ○

20 腺組織は支持組織である。

20 ☐ ×：支持 → 上皮

21 外分泌腺の分泌物をホルモンという。

21 ☐ ×：外分泌 → 内分泌

22 内分泌腺は導管を経由しホルモンを分泌する。

22 ☐ ×：内分泌 → 外分泌
内分泌腺は導管が発生過程で消失する。

23 関節円板は硝子軟骨からなる。

23 ☐ ×：硝子 → 線維

24 耳介軟骨は弾性軟骨からなる。

24 ☐ ○

25 ヒトの細胞の染色体数は44個である。

25 ☐ ×：44個 → 46個

26 受精は卵管膨大部でおこる。

26 ☐ ○

27 脊髄神経は内胚葉由来である。

27 ☐ ×：内胚葉 → 外胚葉

28 皮膚は外胚葉由来である。

28 ☐ ○

29 骨格筋は中胚葉由来である。

29 ☐ ○

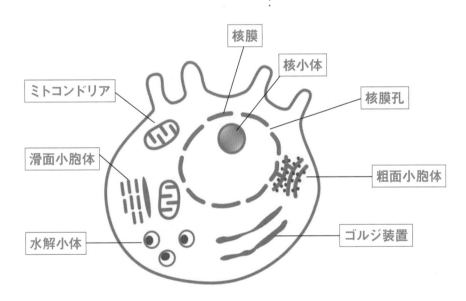

図1-1：細胞の基本構造

2 ▶循環器

☐ 心臓から送り出された血液を身体の組織に運ぶ血管を（動脈）といい、身体の各組織から心臓に血液を送り返す血管を（静脈）という。

☐ O_2に富んだ鮮紅色の血液を（動脈血）といい、組織で生じたCO_2を多く含む赤黒い血液を（静脈血）という。

☐ 動脈や静脈の壁は（内膜）、（中膜）、（外膜）の3層からなる。

☐ 静脈の内腔には、内膜がポケット状のヒダをなして血液の逆流を防止する（静脈弁）がある。

☐ ガスや栄養のやり取りが行われる血管を（毛細血管）といい、血管壁は1層の（内皮細胞）によって構成される。

☐ 血管同士が相互に連絡することを（吻合）という。

☐ 血管同士の連絡を持たず、1本の動脈がほぼ単独で組織を栄養している動脈を（終動脈）という。

☐ 心臓は左右の肺の間を隔てる（縦隔）の中部に位置し、上端部を（心底）、下端部を（心尖）という。

☐ 心臓内部は上部の（心房）と下部の（心室）に分けられる。

☐ 全身の静脈血は上・下大静脈 → （右心房）→ （右心室）→ （肺動脈）を経由し、肺でガス交換を行う。

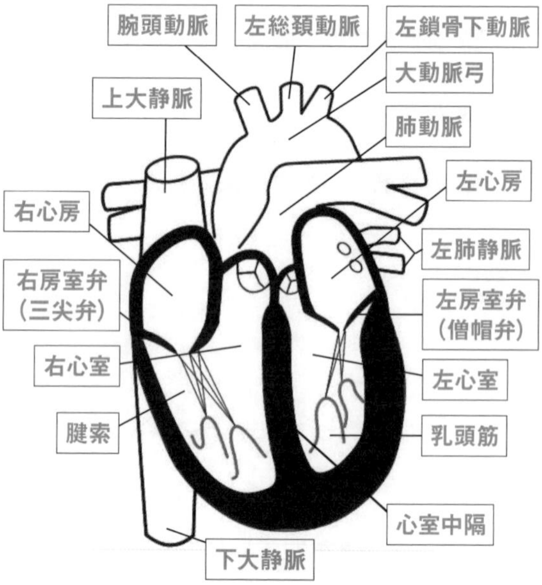

図1-2：心臓の内部構造

[図の注記：腕頭動脈、左総頸動脈、左鎖骨下動脈、上大静脈、大動脈弓、肺動脈、右心房、左心房、左肺静脈、右房室弁（三尖弁）、左房室弁（僧帽弁）、右心室、左心室、腱索、乳頭筋、下大静脈、心室中隔]

☐ 肺からの動脈血は（肺静脈）→ （左心房）→ （左心室）→ 上行大動脈を経由し全身に送られる。

☐ 心房と心室の間に存在する弁を（房室）弁、心室と動脈の間に存在する弁を（動脈）弁という。

☐ 左の房室弁を（僧帽）弁 [（二尖）弁]、右の房室弁を（三尖）弁という。

☐ 洞房結節は（右心房の上大静脈開口部）に存在する。

☐ 洞房結節で生じた興奮は（房室結節）→ （房室束（ヒス束））→ （右脚・左脚）→ （プルキンエ線維）の順に伝わる。

☐ 心臓壁を養う動脈を（冠状動脈）といい、（上行大動脈）の起始部から枝分かれする。

☐ 心臓の静脈血は（冠状静脈洞）に集まり、（右心房）の後面に注ぐ。

★　各動脈の分枝

大動脈弓の枝	（腕頭動脈）、（左総頸動脈）、（左鎖骨下動脈）
総頸動脈の枝	（外頸動脈）、（内頸動脈）
外頸動脈の枝	（上甲状腺動脈）、（舌動脈）、（顔面動脈）、（後頭動脈）、 （浅側頭動脈）、（顎動脈）
内頸動脈の枝	（眼動脈）、（前大脳動脈）、（中大脳動脈）、（後交通動脈）
腕頭動脈の枝	（右鎖骨下動脈）、（右総頸動脈）
鎖骨下動脈の枝	（椎骨動脈）、（内胸動脈）、（甲状頸動脈）、（肋頸動脈）
腋窩動脈の枝	（最上胸動脈）、（胸肩峰動脈）、（外側胸動脈）、（肩甲下動脈）、 （前上腕回旋動脈）、（後上腕回旋動脈）
胸大動脈の壁側枝	（肋間動脈）、（上横隔動脈）
胸大動脈の臓側枝	（食道動脈）、（気管支動脈）
腹大動脈の壁側枝	（下横隔動脈）、（腰動脈）
腹大動脈の臓側枝	（腹腔動脈）、（上・下腸間膜動脈）、（腎動脈）、 （性腺動脈；精巣動脈・卵巣動脈）
腹腔動脈の枝	（左胃動脈）、（脾動脈）、（総肝動脈）
総腸骨動脈の枝	（内腸骨動脈）、（外腸骨動脈）

□　大脳動脈輪（別称：ウィリスの動脈輪）は（前・中・後大脳動脈）と（前・後交通動脈）、（内頸動脈）で構成される。

□　上大静脈は、左右の（腕頭静脈）と（奇静脈）を集めて構成され（右心房）に入る。

□　内頸静脈と鎖骨下静脈の合流部を（静脈角）という。

□　奇静脈系は（奇静脈）、（半奇静脈）、（副半奇静脈）からなる。

□　門脈に流入する静脈は（脾静脈）、（上腸間膜静脈）、（下腸間膜静脈）である。

□　胎児循環において、左右の内腸骨動脈から分枝し臍帯を走って胎盤に至る血管を（臍動脈）という。

□　胎児循環において、臍静脈と下大静脈を直接結ぶ静脈を（静脈管、別称：アランチウス管）という。

□　胎児循環において、肺動脈と大動脈を連絡する短絡路を（動脈管、別称：ボタロー管）という。

□　（胸管）は左上半身と下半身のリンパを集め、（左静脈角）で静脈に合流する。一方、（右リンパ本幹）は右上半身のリンパを集め（右静脈角）で静脈に合流する。

Question	Answer
1 静脈は心臓から送り出された血液を組織に運ぶ。	**1** ☐ ×：静脈 → 動脈
2 動脈血はO_2に富んだ鮮紅色の血液である。	**2** ☐ ○
3 動脈壁は内膜・中膜・外膜の3層構造をとる。	**3** ☐ ○
4 吻合とは血管と神経が相互に連絡することである。	**4** ☐ ×：神経 → 血管
5 心臓は縦隔に位置する。	**5** ☐ ○
6 左の房室弁は三尖弁とよばれる。	**6** ☐ ×：三尖弁 → 僧帽弁（二尖弁）
7 洞房結節は右心房の上大静脈開口部に存在する。	**7** ☐ ○
8 冠状動脈は大動脈弓から枝分かれする。	**8** ☐ ×：大動脈弓 → 上行大動脈起始部
9 後室間枝は左冠状動脈の枝である。	**9** ☐ ×：左冠状動脈 → 右冠状動脈
10 右冠状動脈は前室間溝を走行する。	**10** ☐ ×：右冠状動脈 → 左冠状動脈
11 下行大動脈は大動脈裂孔を貫通する。	**11** ☐ ○
12 右総頸動脈・左総頸動脈・左鎖骨下動脈は大動脈弓の枝である。	**12** ☐ ×：右総頸動脈 → 腕頭動脈
13 外頸動脈・内頸動脈は総頸動脈の枝である。	**13** ☐ ○
14 浅側頭動脈は外頸動脈の枝である。	**14** ☐ ○
15 顎動脈は内頸動脈の枝である。	**15** ☐ ×：内頸動脈 → 外頸動脈
16 舌動脈は外頸動脈の枝である。	**16** ☐ ○
17 上甲状腺動脈は内頸動脈の枝である。	**17** ☐ ×：内頸動脈 → 外頸動脈
18 眼動脈は外頸動脈の枝である。	**18** ☐ ×：外頸動脈 → 内頸動脈
19 中大脳動脈は内頸動脈の枝である。	**19** ☐ ○
20 右鎖骨下動脈・右総頸動脈は腕頭動脈の枝である。	**20** ☐ ○

21 食道動脈・上横隔動脈は胸大動脈の臓側枝である。 　**21** □ ×：上横隔動脈 → 気管支動脈

22 腹腔動脈・上腸間膜動脈・下腸間膜動脈は腹大動脈の腹部消化器への臓側枝である。 　**22** □ ○

23 左胃動脈・脾動脈・総冠動脈は腹腔動脈の枝である。 　**23** □ ○

24 内頸静脈と鎖骨下静脈の合流部を静脈角という。 　**24** □ ○

25 門脈に流入する静脈は、肝静脈・上腸間膜静脈・下腸間膜静脈である。 　**25** □ ×：肝静脈 → 脾静脈

26 静脈管は臍静脈と下大静脈を直接結ぶ血管である。 　**26** □ ○：静脈管の別称：アランチウス管

27 動脈管は肺動脈と大動脈を連絡する短絡路である。 　**27** □ ○：動脈管の別称：ボタロー管

28 腰リンパ本幹と腸リンパ本幹は合流して乳び槽となる。 　**28** □ ○

29 胸管は乳び槽に移行する。 　**29** □ ×：乳び槽が胸管に移行する

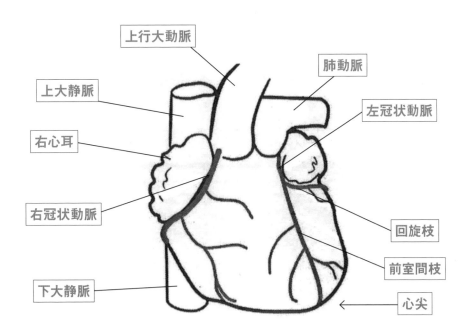

図1-3：心臓の外形

3 ▶呼吸器

☐ 気道は鼻腔から喉頭までの（上気道）と気管・気管支からなる（下気道）に区別される。

☐ 鼻腔は（鼻中隔）によって左右に分けられ、上壁は篩骨の（篩板）で、下壁は（上顎骨）と（口蓋骨）で構成される。

☐ 鼻中隔の前端部で外鼻孔に近い鼻粘膜を（キーゼルバッハ部位）といい、毛細血管が多く（鼻出血）が好発する。

☐ 頭蓋骨中の空洞で鼻腔と連絡している部位を（副鼻腔）といい、（前頭）洞、（上顎）洞、（篩骨）洞、（蝶形骨）洞の4つが存在する。

☐ 喉頭軟骨には（甲状）軟骨、（輪状）軟骨、（披裂）軟骨、（喉頭蓋）軟骨があり、靭帯と多くの筋で結合される。

☐ 声帯ヒダと声門裂を合わせて（声門）という。

☐ 気管は（第6頸椎）の高さで、喉頭の（輪状）軟骨の下から下降し、（第4〜5胸椎）の高さで左右の気管支に分かれる。

☐ （右）気管支は太くて短く、垂直に近い傾斜を持ち、（左）気管支は細くて長く、水平に近い傾斜を持つ。

☐ 肺の下面を（肺底）、上面を（肺尖）という。

☐ 肺の内側面中央には（肺門）があり、（気管支）、（肺動脈）、（肺静脈）や気管支動静脈、リンパ管、神経などが出入りする。

☐ 肺は裂により右肺（3）葉、左肺（2）葉に分かれており、左右の主気管支は右肺で（3）本、左肺で（2）本の（葉）気管支に分かれる。

☐ 葉気管支は右肺で（10）本、左肺で（9）本の（区域）気管支に分かれる。

☐ 肺胞は直径約（0.2 mm）の袋で、成人では両肺に（3〜5億）個存在する。全ての肺胞の表面積は約（120）㎡である。

☐ 隣接する肺胞の壁を（肺胞中隔）といい、（肺胞上皮細胞）で覆われ、その中に豊富な毛細血管と弾性線維が含まれる。

☐ 肺の機能血管は（肺動・静脈）、栄養血管は（気管支動脈）である

☐ 肺実質を覆う（臓側）胸膜は、肺門で折り返って（壁側）胸膜に移行する。

☐ 臓側胸膜と壁側胸膜との間を（胸膜腔）という。

☐ 左右の胸膜腔に挟まれた胸郭中央部の胸腔を（縦隔）という。

16

□ 安静時呼吸では、（外肋間筋）や（横隔膜）などの呼吸筋が（収縮）して胸腔が広がり、胸腔内圧が（低下）し、さらに肺胞内圧が（低下）して吸息が行われる。また、これらの筋が（弛緩）することで呼息が行われる。

□ 努力性吸息では、さらに斜角筋、（胸鎖乳突筋）、鎖骨下筋、大胸筋などの補助呼吸筋が働き、努力性呼息では（内肋間筋）や（腹壁筋）などの補助呼吸筋が働く。

□ 吸息を行うと肺が膨らむが、肺と胸郭の膨らみやすさを（コンプライアンス）という。

□ 肺胞では（肺サーファクタント）（表面活性剤）が分泌され、肺胞がしぼむのを防いでいる。

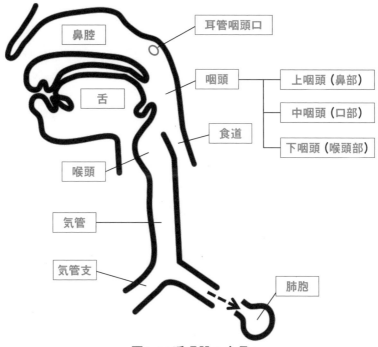

図1-4：呼吸器の全景

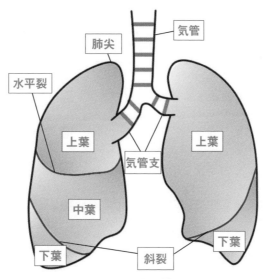

図1-5：肺の構造

3 ▶ 呼吸器 Q&A

Question	Answer

1 気道のうち、鼻腔から咽頭までを上気道という。

1 □ ×：咽頭 → 喉頭

2 鼻腔は鼻中隔によって左右に分けられる。

2 □ ○

3 鼻腔上壁は篩骨の篩板で構成される。

3 □ ○

4 キーゼルバッハ部位は鼻中隔前端部で後鼻孔に近い鼻粘膜に存在する。

4 □ ×：後鼻孔 → 外鼻孔

5 副鼻腔は前頭洞・上顎洞・篩骨洞・蝶形骨洞で構成される。

5 □ ○

6 喉頭軟骨は甲状軟骨・輪状軟骨・気管軟骨・披裂軟骨・喉頭蓋軟骨で構成される。

6 □ ×：気管軟骨は含まれない。

7 声帯と声門裂を合わせて声門という。

7 □ ○

8 気管は第4〜5胸椎の高さで左右の気管支に分かれる。

8 □ ○

9 左気管支と比べ右気管支は太くて短く、垂直に近い。

9 □ ○

10 気管支は肺門を通る。

10 □ ○

11 肺動脈は肺門を通るが、肺静脈は肺門を通らない。

11 □ ×：肺静脈も肺門を通る。

12 右肺は2葉、左肺は3葉である。

12 □ ×：右肺は3葉、左肺は2葉

13 葉気管支は右肺で10本、左肺で8本の区域気管支に分かれる。

13 □ ×：8本 → 9本

14 肺胞の直径は0.2 mmほどである。

14 □ ○

15 肺の栄養血管は肺動脈である。

15 □ ×：肺動脈 → 気管支動脈

16 臓側胸膜と壁側胸膜の間を胸膜腔という。

16 □ ○

17 左右の胸膜腔に挟まれた胸郭中央部の胸腔を縦隔という。

17 □ ○

18 外肋間筋が収縮すると呼息につながる。

18 □ ×：呼息 → 吸息

19 横隔膜が収縮すると胸腔が縮小し、吸気が起こる。

19 □ ×：横隔膜は収縮により低下し、胸腔を拡大する。

20 吸息時には内肋間筋が収縮する。

20 □ ×：内肋間筋は努力性呼息で収縮する。

21 努力性呼息では腹壁筋の収縮が関与する。

21 □ ○

22 胸腔内圧は呼息時に陽圧となる。

22 □ ×：陰圧が小さくなる。
胸腔内圧は常に陰圧である。

23 呼息時には肺胞内圧は陰圧となる。

23 □ ×：陰圧 → 陽圧

24 吸息時には肺胞壁弾性力が増大する。

24 □ ○

25 コンプライアンスとは肺と胸郭の膨らみやすさのことである。

25 □ ○

26 肺胞の表面活性剤により表面張力が増大する。

26 □ ×：表面張力が減少し、肺胞を広がりやすくする。

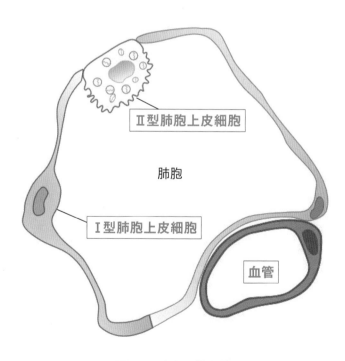

図1-6：肺胞の微細構造

4 ▶消化器

- [ ] 食物は消化管を口腔→（咽頭）→（食道）→（胃）→小腸→大腸の順に輸送される。

- [ ] 小腸は口側から順に（十二指腸）、（空腸）、（回腸）からなる。

- [ ] 大腸は口側から順に（盲腸）、（結腸）、（直腸）からなる。

- [ ] 口腔は上下の歯列により口唇側の（口腔前庭）と舌側の（固有口腔）に分けられる。

- [ ] 三大唾液腺には（耳下）腺、（顎下）腺、（舌下）腺がある。

- [ ] 耳下腺は（純漿液）腺で上顎第二大臼歯対向側頬粘膜に存在する（耳下腺乳頭）に開口する。

- [ ] 顎下腺は（混合）腺で（舌下小丘）に開口する。

- [ ] 舌下腺は（混合）腺で（舌下ヒダ）、（舌下小丘）に開口する。

- [ ] 舌乳頭には、味覚器である（味蕾）を持つ（茸状）乳頭、（葉状）乳頭、（有郭）乳頭と、味覚器を持たない（糸状）乳頭がある。

- [ ] 永久歯は（32）本、乳歯は（20）本あり、永久歯は切歯（8）本、犬歯（4）本、小臼歯（8）本、大臼歯（12）本からなる。

- [ ] 舌の味覚、一般感覚、運動を支配する神経を答えよ。

	舌前2/3	舌後1/3
味覚	（顔面）神経	（舌咽）神経
一般感覚	（三叉）神経	（舌咽）神経
運動	（舌下）神経	

- [ ] 咽頭鼻部には（耳管）が開口し（中耳）とつながる。

- [ ] 食道は気管の（後方）を通り、食道粘膜は（重層扁平）上皮で構成される。

- [ ] 食道上部1/3の筋は（横紋筋）で、食道下部1/3の筋は（平滑筋）である。
  ※中1/3は両筋が混在する。

- [ ] 食道から胃への入り口は（噴門）、十二指腸への移行部は（幽門）とよばれる。

- [ ] 胃底腺の主細胞は（蛋白）分解酵素である（ペプシノゲン）、壁細胞は（塩酸）、副細胞は（粘液）を分泌する。

- [ ] 一般的に消化管の筋層は（2）層であるが、胃の筋層は（平滑）筋の（3）層構造である。

☐ 胃粘膜は（単層円柱）上皮で構成される。

☐ 十二指腸は（膵頭）を（C）字状に囲む。

☐ 大十二指腸乳頭には（総胆管）と（膵管）が合流して開口し、（オッディの括約筋）が存在する。

☐ 小腸粘膜には（輪状ヒダ）がみられ、その表面に（腸絨毛）とよばれる突起が存在する。

☐ 回腸と盲腸の移行部には（回盲弁）があり、大腸内容物の逆流を防いでいる。

☐ 盲腸下端にはリンパ系器官である（虫垂）が存在する。

☐ 結腸外壁には3本の（結腸ヒモ）と脂肪を含む突起である（腹膜垂）があり、内側には（半月ヒダ）がみられる。

☐ 肛門には平滑筋の（内肛門括約筋）と横紋筋の（外肛門括約筋）がある。

☐ 腹膜後器官をあげよ。　答：膵臓、腎臓、副腎、尿管、十二指腸など

☐ 肝臓は上面では（肝鎌状間膜）により右葉と左葉に分けられ、下面においてはH状構造物により（右葉）、（左葉）、（方形葉）、（尾状葉）の4葉に分けられる。

☐ 肝臓の栄養血管は（固有肝動脈）である。

☐ 胆嚢は（肝細胞）で作られた（胆汁）を蓄える臓器である。

☐ 膵臓は十二指腸側から（膵頭）、（膵体）、（膵尾）の3部に分けられ、消化酵素を分泌する（外分泌）腺とホルモンを分泌する（内分泌）腺をもつ。

☐ 膵臓にある内分泌細胞群を（ランゲルハンス島）といい、α細胞から（グルカゴン）、β細胞から（インスリン）、δ細胞から（ソマトスタチン）が分泌される。

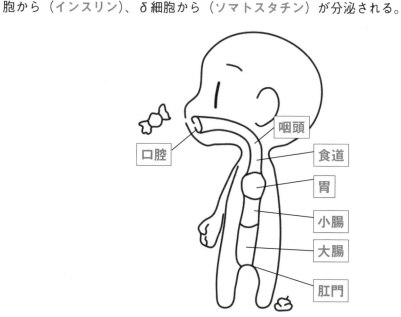

図1-7：消化器系の構造

4 ▶ 消化器 Q&A

Question	Answer

1 口蓋の後半分を硬口蓋という。

1 □ ×：前方が硬口蓋、後方が軟口蓋

2 口唇、歯列および頬で囲まれた空間を口腔前庭という。

2 □ ○

3 舌筋は平滑筋で構成される。

3 □ ×：平滑筋 → 横紋筋

4 口腔と咽頭との境を口峡という。

4 □ ○

5 永久歯は32本、乳歯は14本である。

5 □ ×：乳歯は20本

6 永久歯では切歯8本、犬歯8本、小臼歯8本、大臼歯12本である。

6 □ ×：犬歯は4本

7 舌後1/3の味覚は顔面神経支配である。

7 □ ×：顔面神経 → 舌咽神経

8 舌前2/3の一般知覚は舌咽神経支配である。

8 □ ×：舌咽神経 → 三叉神経

9 舌の運動は舌下神経により支配される。

9 □ ○

10 咽頭筋は平滑筋からなる。

10 □ ×：平滑筋 → 横紋筋

11 耳管は咽頭と内耳をつなぐ。

11 □ ×：内耳 → 中耳

12 食道は気管の前方にある。

12 □ ×：前方 → 後方

13 食道の生理的狭窄部位は2か所である。

13 □ ×：2 → 3

14 食道粘膜は重層扁平上皮で覆われている。

14 □ ○

15 食道下部1/3の筋層は横紋筋からなる。

15 □ ×：横紋筋 → 平滑筋

16 食道は胃の幽門へ続く。

16 □ ×：幽門 → 噴門

17 胃の幽門には括約筋が存在する。

17 □ ○

18 胃の十二指腸への移行部は噴門である。

18 □ ×：噴門 → 幽門

19 胃底腺の副細胞はペプシノゲンを分泌する。

19 □ ×：副細胞 → 主細胞

20 胃底腺の主細胞は塩酸を分泌する。

20 □ ×：主細胞 → 壁細胞

21 胃の筋層は2層で構成される。	21 □ ×：内斜、中輪、外縦の3層で構成される。
22 十二指腸、空腸、盲腸は小腸である。	22 □ ×：盲腸は大腸の一部である。
23 小腸には輪状ヒダが存在する。	23 □ ○
24 パイエル板は回腸に多く分布する。	24 □ ○：パイエル板はリンパ小節が多数集まったものである。
25 盲腸には輪状ヒダがみられる。	25 □ ×：輪状ヒダは小腸にみられる
26 外肛門括約筋は横紋筋である。	26 □ ○
27 膵臓や腎臓は腹膜後器官である。	27 □ ○：他に、副腎、尿管、十二指腸など
28 門脈は肝臓の栄養血管である。	28 □ ×：門脈 → 肝動脈 門脈は機能血管である。
29 胆汁は肝臓で生産され胆嚢に貯蔵される。	29 □ ○
30 膵臓は外分泌と内分泌の働きをもつ。	30 □ ○
31 インスリンは膵臓のランゲルハンス島のα細胞から分泌される。	31 □ ×：α → β

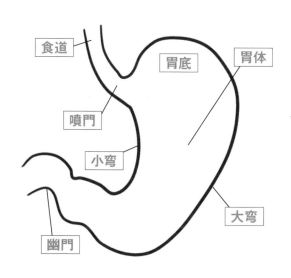

図1-8：胃の構造

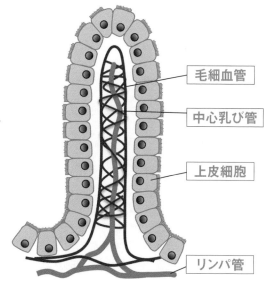

図1-9：絨毛の構造

5 ▶泌尿器

- [ ] 泌尿器は尿を作る（腎臓）と尿を運ぶ（尿管）、尿を貯める（膀胱）、尿を体外に排出する（尿道）より構成される。

- [ ] 腎臓は腹膜（後隙）に位置する（腹膜後）器官である。

- [ ] 腎臓は外側縁が凸状で内側縁が凹状の（そらまめ）状の構造をとる。

- [ ] 右腎は（肝臓）があるため、左腎より1～2 ㎝（低い）位置に存在する。

- [ ] 腎臓の内側面の陥凹を（腎門）といい、（腎静脈）、（腎動脈）、（尿管）などが出入りする。

- [ ] 腎臓は内側から順に（線維被膜）、（脂肪被膜）、腎筋膜［（ゲロータ筋膜）］で覆われている。

- [ ] 腎実質は表層1/3の（皮質）と深層2/3の（髄質）に大別される。

- [ ] 腎髄質には10数個の（腎錐体）が放射状に存在する。

- [ ] 腎錐体の先端には（腎乳頭）があり、ここから尿が（腎杯）に排泄される。

- [ ] 腎皮質が腎錐体の間に伸びている部分を（腎柱）という。

- [ ] 腎内では（尿管）が広がり（腎盤）（腎盂）を形成し、その先端には十数個の（腎杯）が存在する。

- [ ] 腎臓の構造的・機能的単位を（ネフロン）といい、1個の（腎小体）と、それに続く1本の（尿細管）からなる。

- [ ] 一側の腎臓に約（100万）個のネフロンが存在する。

- [ ] 腎小体は（皮質）に、尿細管のヘンレのワナは（髄質）に存在する。

- [ ] 腎小体は（マルピギー小体）ともいい、毛細血管より構成される（糸球体）と、これを包む（糸球体嚢）（ボーマン嚢）よりなる。

- [ ] 糸球体傍細胞（傍糸球体細胞）は（輸入細動脈）が糸球体に入る直前に存在し、血圧調節に関与する（レニン）を分泌する。

- [ ] 尿細管は腎小体から（集合管）に続く細い管でボーマン嚢側から（近位尿細管）、（ヘンレのワナ）、（遠位尿細管）に区別される。

- [ ] 集合管は合流を繰り返し（乳頭管）となり、腎乳頭の先端の（乳頭孔）から（腎杯）に開口する。

- [ ] 二つの毛細血管網を連絡する動脈を（怪網）といい、腎血管系では糸球体と尿細管周囲の毛細血管を連絡する（輸出細動脈）がこれに相当する。

☐ 尿は腎臓から（尿管）を通り（膀胱）へ送られ貯留される。

☐ 膀胱に貯留された尿は（内尿道口）から（尿道）へ送られる。

☐ 尿管の狭窄部を3つあげよ。　答：尿管の起始部、腹部と骨盤部の境界部、膀胱壁貫通部

☐ 膀胱は尿を（蓄える）器官で、上部を（膀胱尖）、下部を（膀胱底）という。

☐ 膀胱底には（内尿道口）と（左右の尿管口）がある。

☐ 膀胱粘膜は（移行）上皮からなる。

☐ 左右の尿管口と内尿道口に囲まれた部位を（膀胱三角）といい、（粘膜ヒダ）がなく（平滑）である。

☐ 膀胱の内尿道口には輪走する（平滑）筋が肥厚した（膀胱括約筋）が存在する。

☐ 膀胱の容量は一般に個人差があるが、成人で一般に（300～500）mlである。

☐ 膀胱の後方には男性では（直腸）が、女性では（子宮）や（腟）が位置する。

☐ 尿道隔膜部には（横紋）筋である（尿道括約筋）が存在する。

☐ 女性の尿道は約（4）cmと短く、（直線）的に走行するため逆行性感染を起こしやすい。

☐ 男性の尿道は約（20）cmと女性に比べて長く、全体として（S字）状を示す。

☐ 男性の尿道は（前立）腺を貫き（射精管）と合流し、陰茎の（尿道）海綿体を通り（外尿道口）に開口する。

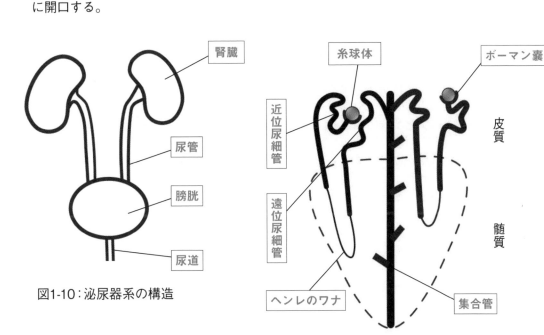

図1-10：泌尿器系の構造

図1-11：ネフロンの構造

5 ▶ 泌尿器 Q&A

Question	Answer
1 腎臓の外形はソラマメ状をしている。	**1** ☐ ○
2 右腎は左腎より高位に位置する。	**2** ☐ ×：高位 → 低位
3 腎臓の頭側には内分泌器である副腎が存在する。	**3** ☐ ○
4 腎臓は腹腔内に存在する。	**4** ☐ ×：腎臓は腹膜後器官である。
5 腎臓は全周が腹膜でつつまれる。	**5** ☐ ×：腎は腹膜後器官、前面のみ接する。
6 腎実質は皮質と髄質からなる。	**6** ☐ ○
7 腎皮質には10数個の腎錐体が放射状に存在する。	**7** ☐ ×：腎皮質 → 腎髄質
8 腎柱は皮質組織よりなる。	**8** ☐ ○
9 腎門には腎静脈、腎動脈、尿管が出入りする。	**9** ☐ ○
10 腎臓は線維被膜、脂肪被膜、肉様膜で覆われる。	**10** ☐ ×：肉様膜 → ゲロータ筋膜
11 ネフロンは糸球体とボーマン嚢からなる。	**11** ☐ ×：ネフロン＝腎小体＋尿細管
12 集合管はネフロンの構成要素である。	**12** ☐ ×：集合管はネフロンに含まれない。
13 腎小体は糸球体とこれを包む糸球体嚢よりなる。	**13** ☐ ○
14 腎髄質には多数の腎小体が存在する。	**14** ☐ ×：腎髄質 → 腎皮質
15 腎臓の尿細管はヘアピン状に曲がる。	**15** ☐ ○：尿細管のヘンレのワナ
16 一側の腎臓に約10万個のネフロンが存在する。	**16** ☐ ×：10万 → 100万
17 尿は腎小体→尿細管→集合管→腎杯の順に輸送される。	**17** ☐ ○
18 集合管は腎小体に直接続く。	**18** ☐ ×：近位尿細管が腎小体に直接続く。
19 尿は腎盂→腎杯→尿道→膀胱→尿管の順に流れる。	**19** ☐ ×：腎杯→腎盂→尿管→膀胱→尿道の順に流れる。
20 二つの毛細血管網を連絡する動脈を門脈という。	**20** ☐ ×：門脈 → 怪網

21 レニンは副腎より分泌される。

21 □ ×：副腎 → 腎

22 レニンは血圧調節に関与する。

22 □ ○：生理学を参照。

23 精巣動脈交叉部は尿管の狭窄部の一つである。

23 □ ×：尿管の狭窄部は尿管の起始部、腹部と骨盤部の境界部、膀胱壁貫通部の3部

24 腎臓は尿管により膀胱と連結する。

24 □ ○

25 左右の尿管は一本に合流し膀胱へ開口する。

25 □ ×：左右別々に膀胱に開口する。

26 尿管は膀胱の上端に開口する。

26 □ ×：膀胱底の後方に開口する。

27 膀胱の上皮は単層立方上皮である。

27 □ ×：単層立方上皮 → 移行上皮

28 膀胱壁の筋層は内縦層、中輪層、外縦層の3層構造をとる。

28 □ ○

29 膀胱壁の筋層は横紋筋で構成される。

29 □ ×：横紋筋 → 平滑筋

30 膀胱の内尿道口は膀胱底に開口する。

30 □ ○

31 膀胱三角は平滑である。

31 □ ○

32 膀胱の後方には男女ともに直腸が位置する。

32 □ ×：女性では子宮が位置する。

33 尿道の長さは男性よりも女性の方が長い。

33 □ ×：男性の方が長い。
男性約20㎝、女性約4㎝。

34 膀胱括約筋は横紋筋である。

34 □ ×：横紋筋 → 平滑筋

35 尿道括約筋は尿道隔膜部にある。

35 □ ○

36 男性の尿道は直線的に走行する。

36 □ ×：男性 → 女性

37 男性の尿道は前立腺の中を通る。

37 □ ○

6 ▶生殖器

- [ ] 男性生殖器は精子を産生する（精巣）、精子を運ぶ（精路）と附属腺、さらに交接器である（陰茎）から構成される。

- [ ] 男性生殖器の精路は（精巣上体）→（精管）→（尿道）からなる。

- [ ] 男性の付属生殖腺には（前立腺）や左右1対の（精嚢）、（尿道球腺）があり、粘液などの分泌に関与する。

- [ ] 精巣は（精子）をつくる左右一対の実質性器官であり、精子を蓄える（精巣上体）と一緒に被膜に包まれ（陰嚢）内に存在する。

- [ ] 精巣の内部は（精巣中隔）により多くの（精巣小葉）に分けられ、小葉内部は（精細管）で満たされている。

- [ ] 精子は精細管の（精上皮）で生成され、精細管の壁に存在する（セルトリ）細胞により栄養を供給される。

- [ ] 精細管の間質に存在する（ライディッヒ）細胞は（テストステロン）などの男性ホルモンを分泌する。

- [ ] 精巣から出る十数本の精巣輸出管は（精巣上体）に入り、ここで合流して精巣上体管となり（精管）に移行する。

- [ ] 精管は（鼠径管）を通り腹腔に移行し、膀胱の後方を下り（前立腺）に入り（射精管）となって左右別々に（尿道）に開口する。

- [ ] 前立腺は（膀胱）の真下に位置し、（尿道）と（射精管）に貫かれている。

- [ ] 陰茎内部の海綿体には、背側にあり有対の（陰茎）海綿体と、腹側で尿道が通る無対の（尿道）海綿体の2種が存在する。

- [ ] 陰嚢の皮下には（肉様膜）とよばれる（平滑）筋が存在する。

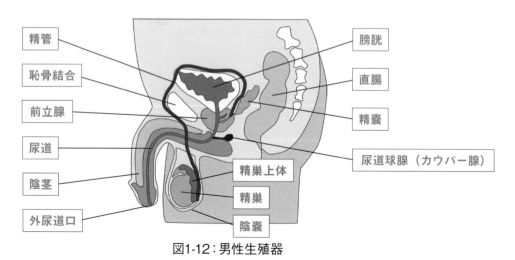

図1-12：男性生殖器

- 女性生殖器は卵子をつくる（卵巣）、卵子を運ぶ（卵管）、受精卵を育てる（子宮）、交接器であり産道になる（膣）、体外にある（外生殖器）からなる。

- 卵巣は母子頭大の（実質）性器官で（子宮）の両側に位置し、内側は（固有卵巣索）により子宮壁に、外側は（卵巣提索）により骨盤壁に連結される。

- 卵巣実質は中心部の（髄質）と、卵胞や黄体、白体が存在する周辺部の（皮質）に分けられる。

- 卵管には卵巣側の（卵管膨大部）と子宮側の（卵管峡部）がある。膨大部の先には（卵管采）が存在し、排卵された（卵子）がここから卵管に入る。

- 子宮は（骨盤）の中央、（膀胱）の後方、（直腸）の前方にあり、一般に（前傾・前屈）の位置をとる。

- 子宮の上部2/3は（子宮体部）で、上縁を（子宮底部）という。子宮の下1/3は（子宮頸部）で、下端を（子宮膣部）とよぶ。

- 子宮壁は（子宮内膜）（粘膜）・（子宮筋層）（平滑筋）・（子宮外膜）（漿膜）の3層からなる。

- 子宮内膜には表層の（機能層）と、深層の（基底層）があり、月経時には（機能層）が剥離する。

- 子宮と卵管を上方より覆った（腹膜）は子宮の両側に垂れ下がり、その前後が合わさって（子宮広間膜）をつくる。

- 膣は子宮に続く（管状）器官で、（尿道）の後方、（直腸）の前方に位置する。

- 女性の外生殖器は（恥丘）、（陰核）、（大陰唇）、（小陰唇）、（大前庭腺）、（膣前庭）からなる。

- 小陰唇は左右で合わさり前端に（陰核）という突起をつくる。また、左右の小陰唇に囲まれた部分を（膣前庭）といい、前方に（外尿道口）が、後方に（膣口）が開く。

- 膣前庭の両側には静脈叢でできた（前庭球）があり、膣口の後方には粘液を分泌する（大前庭腺）がある。

- 大陰唇は男性の（陰嚢）に、陰核は（陰茎）に、前庭球は（尿道海綿体）に、大前庭腺は（尿道球腺）に相当する。

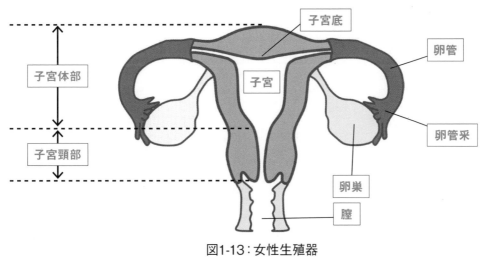

図1-13：女性生殖器

29

6 ▶生殖器 Q&A

Question	Answer
1 精管は精子形成の場である。	**1** ☐ ×：精子形成は精巣の精細管で行われる
2 セルトリ細胞は男性ホルモンを分泌する。	**2** ☐ ×：セルトリ細胞 → ライディッヒ細胞
3 セルトリ細胞は精子に栄養を与える	**3** ☐ ○
4 射精管は精巣に直接つながる。	**4** ☐ ×：精巣→精巣上体→精管→射精管→尿道の順につながる。
5 精巣、前立腺ともに左右一対存在する。	**5** ☐ ×：前立腺は無対
6 前立腺はホルモンを分泌する。	**6** ☐ ×：前立腺は精液の一部を産生するが、ホルモンは分泌しない。
7 前立腺は膀胱の真上に存在する。	**7** ☐ ×：真上 → 真下
8 前立腺は直腸から触知可能である。	**8** ☐ ○
9 精嚢は精子を蓄える。	**9** ☐ ×：精嚢 → 精巣上体
10 精管は鼠径管を通り、腹腔に入る。	**10** ☐ ○
11 陰茎の内部には軟骨組織が存在する。	**11** ☐ ×：陰茎は海綿体からなる。
12 陰茎海綿体は無対である。	**12** ☐ ×：無対 → 有対
13 ライディッヒ細胞は精巣上体に存在する。	**13** ☐ ×：精巣上体 → 精巣
14 精管の全長は約20 cmである。	**14** ☐ ×：20 cm → 40～50 cm
15 精管は精索中を走行する。	**15** ☐ ○
16 左右の精管は融合する。	**16** ☐ ×：融合しない。
17 左右の精巣は陰嚢中隔により分けられる。	**17** ☐ ○
18 尿道は前立腺を貫く。	**18** ☐ ○
19 陰茎海綿体は腹膜に包まれる。	**19** ☐ ×：腹膜 → 白膜
20 卵巣は中腔性器官である。	**20** ☐ ×：中腔性 → 実質性

21 卵巣は卵巣提索と固有卵巣索とで連結される。

21 □ ○

22 固有卵巣索は骨盤と卵巣を結ぶ靭帯である。

22 □ ×：骨盤 → 子宮

23 黄体は卵細胞を含む。

23 □ ×：黄体は排卵後の卵胞で卵細胞は含まない。

24 卵胞や黄体は卵巣の皮質にある。

24 □ ○

25 排卵が行われる部位を卵巣門という。

25 □ ×：卵巣門は、血管・リンパ管・神経が卵巣に入る部位。

26 排卵の際に卵子は卵管内に放出される。

26 □ ×：卵管 → 腹腔

27 原始卵胞は全て成熟卵胞になる。

27 □ ×：いくつかの原始卵胞が発育し、一つだけが成熟する。

28 卵管は卵巣と直接連結される。

28 □ ×：連結されていない。

29 卵管の外側端を卵管采という。

29 □ ○

30 子宮筋層は横紋筋である。

30 □ ×：横紋筋 → 平滑筋

31 子宮は前傾後屈である。

31 □ ×：前傾後屈 → 前傾前屈

32 子宮では性周期に伴う内膜の変化がみられる。

32 □ ○

33 子宮内膜の表層は基底層である。

33 □ ×：基底層 → 機能層

34 子宮前面は膀胱に接する。

34 □ ○

35 子宮を包む腹膜は両側で子宮広間膜に続く。

35 □ ○

36 月経により、子宮粘膜の基底層が脱落する。

36 □ ×：基底層 → 機能層

37 尿道は膣の前方に位置する。

37 □ ○

38 陰核は陰嚢に相当する。

38 □ ×：陰嚢 → 陰茎

39 大陰唇は陰茎に相当する。

39 □ ×：陰茎 → 陰嚢

40 大前庭腺は尿道海綿体に相当する。

40 □ ×：尿道海綿体 → 尿道球腺

41 子宮頸は膣に包まれている。

41 □ ○

7 ▶神経

- [ ] 神経組織は（神経）細胞と（グリア）細胞（神経膠細胞）により構成され、（中枢）神経系と（末梢）神経系に大別される。

- [ ] 中枢神経系は（脳）と（脊髄）に分けられ、末梢神経系は（体性）神経系と（自律）神経系に分けられる。

- [ ] 自律神経系は（交感）神経と（副交感）神経に分けられる。

- [ ] 神経細胞は、比較的短い複数の（樹状突起）と長い（軸索）という突起を持つ。

- [ ] 軸索の末端は（神経終末）とよばれ、他の神経細胞との接合部である（シナプス）が存在する。

- [ ] 電気的興奮が神経終末に到達すると、神経終末にある（シナプス小胞）内の化学伝達物質がシナプス前膜から（シナプス間隙）に放出され、それが次の神経細胞［（シナプス後膜）］に受容されると、次の細胞へ興奮が伝達される。

- [ ] 神経細胞は形状により（多極性）神経細胞と（偽単極性）神経細胞に大別される。

- [ ] 髄鞘と髄鞘の間を（ランビエの絞輪）という。

- [ ] 軸索は髄鞘の有無により（有髄）線維と（無髄）線維に分けられ、前者は（跳躍伝導）を行うため伝導速度が（速い）。

- [ ] 自律神経（節前）線維は有髄線維、（節後）線維は無髄線維である。

- [ ] 中枢神経系で主に（神経細胞）が集まった部位を灰白質といい、（有髄神経線維）が集まった部位を白質という。脳表層の皮質は（灰白質）である。

- [ ] 中枢神経系内にある同じ機能を持つ神経細胞体の集まりを（核（神経核））といい、末梢神経系の神経細胞体の集団は（神経節）という。

- [ ] 遠心性神経は脊髄（前根）を通り、求心性神経は脊髄（後根）を通って脊髄に入る。

- [ ] 神経系は（外）胚葉由来である。

- [ ] 脳は（終脳）（大脳半球）、（間脳）、（中脳）、（橋）、（延髄）、（小脳）に分けられる。

- [ ] 脳脊髄液は側脳室、第三脳室、第四脳室にある（脈絡叢）から分泌され、（側脳室）→（第3脳室）→（第4脳室）→脊髄（中心管）→クモ膜下腔の順に循環する。

- [ ] 髄膜は外側から（硬膜）、（クモ膜）、（軟膜）に3層構造になっている。

- [ ] 小脳テントの開口部は（テント切痕）とよばれ、（脳幹）が通る。

- [ ] 脊髄硬膜は内葉・外葉の2葉に分離しており、その間に（椎骨静脈叢）がある。

☐　成人の脊髄は（第1腰椎）下縁の高さで（脊髄円錐）となって終わり、以下は（馬尾）となる。

☐　大脳皮質の神経細胞は（6）層構造をとる。

☐　運動野の第5層には巨大錐体細胞が存在し、随意運動の伝導路である（錐体路）を脳幹、脊髄に出す。

☐　内包は（尾状核）、（レンズ核）、（視床）に囲まれた部位で、（錐体）路と（体性感覚）伝導路が通過する。

☐　大脳基底核は中脳（黒質）、（視床）、皮質（運動）野と連絡しているため、この部位での障害である（パーキンソン）病や（舞踏）病では筋緊張異常や不随意運動が出現する。

☐　被殻と淡蒼球を合わせて（レンズ核）とよび、尾状核と被殻を合わせて（線条体）とよぶ。

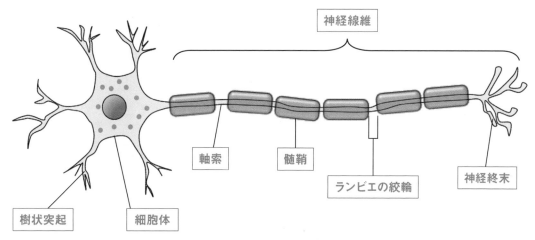

図1-14：神経細胞（有髄線維）の形態

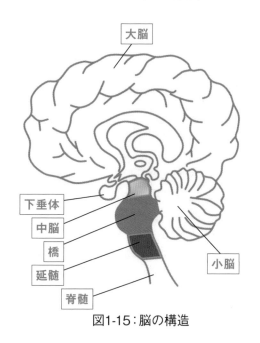

図1-15：脳の構造

領域	機能局在	
前頭葉	運動野〔（中心前回）に局在〕	（反対）側半身の随意運動
	運動性言語野：（ブローカ）中枢…（左）半球にあることが多い。	障害されると、言葉は（理解）できるが意味のある言語を（発声）できなくなる。〔（運動）性失語症〕
	前方部	意欲、思考、計画性などの（知的）機能に関与する。
頭頂葉	体性感覚野〔（中心後回）に局在〕	反対側半身の（体性感覚）が視床を通り、入力される。
	視覚性言語中枢…（左）半球にあることが多い。	障害されると、（視覚）は保たれるが（書いた文字）を理解できなくなる。〔（失読）症〕
側頭葉	（聴覚）野	視床の（内側膝状体）を経て、聴覚情報が入力される。
	感覚性言語野：（ウェルニッケ）中枢…（左）半球にあることが多い。	障害されると（聴覚）は正常だが（聞いた言葉）の意味が理解できなくなる。〔（感覚）性失語症〕
後頭葉	視覚野〔（鳥距溝）周囲に局在〕	視床の（外側膝状体）を経て、視覚情報が入力される。
大脳辺縁系	脳梁を取り囲む皮質（帯状回、海馬傍回）と（海馬）、（扁桃体）からなり、本能的行動や情動に関与する。	

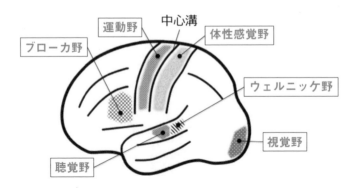

図1-16：大脳皮質の機能局在

☐ 間脳は（視床）と（視床下部）に分けられる。

視床の機能	
① （感覚）伝導路の中継核	・（嗅覚）以外の感覚伝導路は脊髄・脳幹から視床へ至り、ニューロンを代え皮質へ到達する。 ・視覚の中継核である（外側膝状体）、聴覚の中継核である（内側膝状体）がある。
② （運動系）の中継核	・小脳、大脳核から運動情報を受け、大脳皮質運動野へ送る。
③ （意識水準）の調整	・中脳、橋、延髄の網様体からの神経線維を受け、皮質へ神経線維を送っており、覚醒を担う。

視床下部の機能
・脳幹等の自律神経、心臓血管中枢、呼吸中枢へ神経線維を送り、（摂食）・（体温）調節・（性）行動などの複雑な機能調節の中枢でもあるため、（自律神経系）の最高中枢ともよばれる。 ・下垂体へ神経線維を送り（下垂体ホルモン）分泌の調整を担う。

☐ 中脳には視覚の反射中枢である（上丘）と、聴覚反射に関係する（下丘）がある。

☐ 中脳の脳神経核には（動眼）神経核、（滑車）神経核がある。

☐ 大脳脚は内包に続く（白質）で、その中央部には（錐体路）がある。

☐ 橋の脳神経核には（三叉）神経、（外転）神経、（顔面）神経、（内耳）神経の核群がある。

☐ 橋網様体は骨格筋の（緊張）を調節する。

☐ 延髄には（舌咽）神経、（迷走）神経、（舌下）神経などの核群がある。

☐ 延髄特有の核としては（オリーブ）核、（後索）核がある。

☐ 延髄網様体は骨格筋緊張調節に加え、（心臓血管）の中枢と（呼吸）の中枢がある。

☐ 錐体路が延髄下端で反対側に交叉する部位を（錐体交叉）という。

☐ 上・中・下小脳脚はそれぞれ、（中脳）、（橋）、（延髄）と結合している。

☐ 小脳は骨格筋運動の（協調的）運動を調整する。

- [ ] 脊髄神経は（8）対の頸神経、（12）対の胸神経、（5）対の腰神経、（5）対の仙骨神経、（1）対の尾骨神経からなる。

- [ ] 求心性神経の細胞体は、後根につらなる（脊髄神経節）にある。

- [ ] 脊髄のH字形の灰白質の前方を（前角）、後方を（後角）とよび、その間を中間質とよぶ。

- [ ] 前角には大型の（α）運動神経細胞と小型の（γ）運動神経細胞がある。

- [ ] α運動神経の軸索は（運動終板）で骨格筋につながり、骨格筋の（収縮）を起こす。

- [ ] γ運動神経は筋紡錘の（錘内筋細胞）を支配し、その長さを調節することで筋紡錘の（感度）を調整する。

- [ ] 後角には（求心）性神経線維を受ける神経細胞が集まり、（感覚）情報を上位中枢に伝達する。

- [ ] 側角は（T1～L2）で発達し、（交感）神経系の神経細胞が軸索＝（節前）線維を出す。

- [ ] 刺激により意志とは関係なく効果器の運動が起きることを（反射）とよび、その経路を（反射弓）という。求心性神経の情報は（反射中枢）を介し、遠心性神経に伝達される。

- [ ] （脊髄視床）路と（三叉神経視床）路は、皮膚からの温度覚と痛覚の伝導路である。

- [ ] 後索路と内側毛帯には、体幹や体肢の（触覚）と（深部感覚）を伝える伝導路がある。

感覚路	
視覚路	網膜の（杆状体・錐状体）→ 双極細胞 → 視神経細胞 → 視神経 → （視交叉）にて対側へ → 視索 → 視床の（外側膝状体）からの軸索 → （後頭葉）の視覚野
聴覚路	（蝸牛）神経 → 橋蝸牛神経核 → 下丘核 → 視床の（内側膝状体）→ （側頭葉）の聴覚野
平衡覚伝導路	（前庭）神経 → 橋・延髄前庭神経核 → （小脳）、（脊髄）、眼筋の運動核
味覚路	（顔面）神経および（舌咽）神経 → 延髄（孤束核）→ 視床 → 大脳皮質の味覚野
嗅覚路	嗅神経 → （嗅球）→ 大脳皮質の嗅覚野

- [ ] 錐体路は（随意運動）の伝導路であり、（外側皮質）脊髄路と（前皮質）脊髄路がある。

□ 外側皮質脊髄路は（体肢）の骨格筋、前皮質脊髄路は（体幹）の筋を支配する。

外側皮質脊髄路	大脳皮質（運動野）→ 大脳髄質 → 内包 → 中脳大脳脚 → 橋腹側部 → 延髄下端（錐体交差）で大部分の神経線維が反対側に交差 → 脊髄（側索）を下行 → 脊髄（前角）α 運動ニューロン
前皮質脊髄路	同側の脊髄（前索）を下行し反対側へ交叉して（前角）へ至る（交叉しない）

□ （皮質核路）（皮質延髄路）は大脳皮質から（脳幹）の運動核までの伝導路であり、咀嚼筋、表情筋、咽頭筋、声帯筋、僧帽筋、胸鎖乳突筋、舌筋を支配する。

□ 錐体路以外の運動に関わる下行性伝導路は、（錐体外路）という。

□ 錐体外路には（赤核）脊髄路、（視蓋）脊髄路、（網様体）脊髄路、（前庭）脊髄路がある。

□ 脳神経はⅠ（嗅）神経、Ⅱ（視）神経、Ⅲ（動眼）神経、Ⅳ（滑車）神経、Ⅴ（三叉）神経、Ⅵ（外転）神経、Ⅶ（顔面）神経、Ⅷ（内耳）神経、Ⅸ（舌咽）神経、Ⅹ（迷走）神経、Ⅺ（副）神経、Ⅻ（舌下）神経の12対である。

□ 脳神経のうち、感覚神経は第（Ⅰ）、（Ⅱ）、（Ⅷ）神経で、運動神経は第（Ⅳ）、（Ⅵ）、（Ⅺ）、（Ⅻ）神経である。また、第（Ⅲ）、（Ⅶ）、（Ⅸ）、（Ⅹ）神経は副交感性線維を含んでいる。

□ 脊髄神経は前根と後根が（椎間孔）で合流して形成される。

★ 脳神経とその機能

番号：脳神経	主な機能	番号：脳神経	主な機能
Ⅰ：嗅神経	（嗅覚）	Ⅶ：顔面神経	（顔面運動）（唾液・涙液分泌）（味覚）
Ⅱ：視神経	（視覚）	Ⅷ：内耳神経	（聴覚）（平衡感覚）
Ⅲ：動眼神経	（眼球運動）（縮瞳）	Ⅸ：舌咽神経	（嚥下、唾液分泌）（味覚）
Ⅳ：滑車神経	（眼球運動）	Ⅹ：迷走神経	（内臓感覚）（内臓運動）
Ⅴ：三叉神経	（咀嚼運動）（顔面感覚）	Ⅺ：副神経	（頸部の運動）
Ⅵ：外転神経	（眼球運動）	Ⅻ：舌下神経	（舌運動）

7 ▶神経 Q&A

Question	Answer

1 中枢神経系は高次機能を担う。

1 ☐ ○

2 中枢神経系は脳神経と脊髄神経に分けられる。

2 ☐ ×：脳と脊髄に分けられる。

3 自律神経は循環、呼吸、消化などの機能を担う。

3 ☐ ○

4 神経細胞は樹状突起と軸索という長い突起を持つ。

4 ☐ ○

5 神経の末端をシナプスと呼ぶ。

5 ☐ ×：シナプス → 神経終末

6 シナプス小胞には神経伝達物質が含まれる。

6 ☐ ○

7 中枢神経系の大部分は偽単極性ニューロンで構成される。

7 ☐ ×：偽単極性 → 多極性
偽単極性ニューロンは感覚神経節にみられる。

8 白質には神経細胞の細胞体が多く存在する。

8 ☐ ×：白質 → 灰白質

9 感覚神経は脊髄前根から脊髄に入る。

9 ☐ ×：前根 → 後根

10 中枢神経系で同じ機能を持つ神経細胞の集団を神経節という。

10 ☐ ×：神経節 → 核

11 神経根は末梢神経で神経細胞が集合する部位である。

11 ☐ ×：神経根 → 神経節

12 中枢神経系の支持細胞はグリア細胞である。

12 ☐ ○

13 軸索と軸索との間をランビエの絞輪とよぶ。

13 ☐ ×：髄鞘と髄鞘の間

14 中枢神経系ではシュワン細胞が髄鞘を形成する。

14 ☐ ×：シュワン細胞
→ オリゴデンドロサイト

15 自律神経節後線維は有髄神経線維である。

15 ☐ ×：有髄 → 無髄

16 白質は無髄神経線維が集合する部位である。

16 ☐ ×：無髄 → 有髄

17 神経系は外胚葉由来である。

17 ☐ ○

18 脳脊髄液は最終的にクモ膜下腔に注ぐ。

18 ☐ ○

19 テント切痕は脊髄が通る。

19 ☐ ×：脊髄 → 脳幹

20 髄膜は外側から軟膜、くも膜、硬膜で構成される。	20 ☐ ×：硬膜、くも膜、軟膜の順で構成される。
21 脊髄円錐は第1胸椎の高さに位置する。	21 ☐ ×：第1胸椎 → 第1〜2腰椎
22 錐体路は随意運動の伝導路である。	22 ☐ ○
23 内包は尾状核、レンズ核、視床によって囲まれる。	23 ☐ ○
24 尾状核と被殻を合わせてレンズ核という。	24 ☐ ×：レンズ核 → 線条体
25 運動野は頭頂葉にある。	25 ☐ ×：頭頂葉 → 前頭葉
26 運動は中心後回に局在する。	26 ☐ ×：中心後回 → 中心前回
27 運動性言語野は頭頂葉にある。	27 ☐ ×：頭頂葉 → 前頭葉
28 運動性言語野はウェルニッケ中枢とよばれる。	28 ☐ ×：ウェルニッケ → ブローカ
29 ウェルニッケ中枢が障害されると、聴いた言葉が理解できなくなる。	29 ☐ ○：感覚性失語症
30 一般に言語野は右半球に局在する。	30 ☐ ×：右 → 左
31 体性感覚野は前頂葉にある。	31 ☐ ×：前頭葉 → 頭頂葉
32 聴覚野は側頭葉にある。	32 ☐ ○
33 聴覚伝導路には視床の外側膝状体が含まれる。	33 ☐ ×：外側膝状体 → 内側膝状体
34 視覚野は頭頂葉にある。	34 ☐ ×：頭頂葉 → 後頭葉
35 鳥距溝は側頭葉に存在する。	35 ☐ ×：側頭葉 → 後頭葉
36 大脳辺縁系には尾状核や海馬が含まれる。	36 ☐ ×：尾状核 → 扁桃体 尾状核は大脳基底核に属する。
37 延髄は本能行動、情動に関与する。	37 ☐ ×：延髄 → 大脳辺縁系
38 間脳は視床と視床下部に分けられる。	38 ☐ ○
39 嗅覚以外の感覚伝導路は視床を通る。	39 ☐ ○
40 視床下部は自律神経系の最高中枢とよばれる。	40 ☐ ○
41 中脳の下丘には視覚の反射中枢が存在する。	41 ☐ ×：下丘 → 上丘
42 大脳脚は間脳に存在する。	42 ☐ ×：間脳 → 中脳の腹側

43 大脳脚の中央部は錐体外路が通過する。

43 □ ×：錐体外路 → 錐体路

44 三叉神経核は中脳に存在する。

44 □ ×：中脳 → 橋

45 舌咽神経核は中脳に存在する。

45 □ ×：中脳 → 延髄

46 顔面神経核は橋に存在する。

46 □ ○

47 迷走神経核は橋に存在する。

47 □ ×：橋 → 延髄

48 動眼神経核は延髄に存在する。

48 □ ×：延髄 → 中脳

49 錐体路は延髄上部で交叉する。

49 □ ×：延髄下端で交叉する（錐体交叉）

50 小脳には皮質が存在する。

50 □ ○

51 成人の脊髄は脊柱管と同じ長さである。

51 □ ×：脊柱管より短く、第1－2腰椎の高さで脊髄円錐に終わる。

52 脊髄には胸部と腰部に膨大部がある。

52 □ ×：胸部 → 頸部
脊髄には頸膨大と腰膨大がある。

53 脊髄にはH字形の白質がある。

53 □ ×：白質 → 灰白質

54 頸神経は7対である。

54 □ ×：7対 → 8対

55 求心性神経の細胞体は脊髄後根にある。

55 □ ×：脊髄後根 → 脊髄神経節

56 後角には求心性神経が入り、前角から遠心性神経が出る。

56 □ ○：ベルマジャンディーの法則

57 脊髄後角には運動神経細胞が存在する。

57 □ ×：後角 → 前角

58 α運動神経は筋紡錘の感度を調整する。

58 □ ×：α → γ
α運動神経は骨格筋の運動を支配する。

59 側角は頸部で最も発達する。

59 □ ×：頸部 → T1～L2

60 側角には交感神経節前線維の神経細胞体がある。

60 □ ○

61 体幹・体肢の温痛覚は後索路によって伝えられる。

61 □ ×：後索路 → 脊髄視床路

62 顔面の温痛覚は三叉神経視床路によって伝えられる。

62 □ ○

63 体幹・体肢の触覚の伝導路は脊髄視床路である。

63 □ ×：脊髄視床路 → 後索路

64 深部感覚の伝導路は後索路である。	64 ☐ ○：後索－内側毛帯路ともいう。
65 温痛覚は黒質を中継する。	65 ☐ ×：黒質 → 視床
66 視覚路は視交叉にて対側の視神経と交叉する。	66 ☐
67 平衡覚は内耳の蝸牛神経により伝えられる。	67 ☐ ×：蝸牛神経 → 前庭神経
68 内耳神経は前庭神経と蝸牛神経が合したものである。	68 ☐ ○：内耳神経は第Ⅷ脳神経
69 味覚は顔面神経と舌下神経により伝わる。	69 ☐ ×：舌下神経 → 舌咽神経
70 嗅皮質は側頭葉に存在する。	70 ☐ ○
71 外側皮質脊髄路は錐体交叉で交叉する。	71 ○：前皮質脊髄路は交叉しない。
72 外側皮質脊髄路は体幹の筋を支配する。	72 ☐ ×：外側皮質脊髄路 → 前皮質脊髄路
73 皮質核路は咀嚼筋を支配する。	73 ☐ ○
74 嗅神経、視神経、内耳神経は感覚神経のみの脳神経である。	74 ☐ ○
75 動眼神経、三叉神経、顔面神経、迷走神経は副交感神経線維を含む。	75 ☐ ×：三叉神経は副交感神経線維を含まない。
76 舌後1/3の味覚は顔面神経によって伝達される。	76 ☐ ×：顔面神経 → 舌咽神経
77 舌前2/3の痛覚は三叉神経によって伝達される。	77 ☐ ○
78 舌後1/3の痛覚は舌下神経によって伝達される。	78 ☐ ×：舌下神経 → 舌咽神経
79 椎間孔には交感神経幹がある。	79 ☐ ×：交感神経幹 → 脊髄神経節

8 ▶感覚器

☐ 皮膚は表層から（表皮）、（真皮）、（皮下組織）の3層構造である。

☐ 表皮は（重層扁平）上皮からなり、発生学的に（外）胚葉由来である。

☐ 真皮と皮下組織は（結合）組織で構成され、発生学的には（中）胚葉由来である。

☐ 真皮は（密性）結合組織で、皮下組織は（疎性）結合組織である。

☐ アポクリン汗腺は、耳の（外耳道）や（腋窩）、（乳輪）、（陰部）、（肛門）周囲などに多く分布する。

☐ 眼球の外壁は外側から（線維膜）、（血管膜）、（内膜）（広義の網膜）の3層構造になっている。

☐ 線維膜は眼球の前1/6を占める（角膜）と後5/6を占める（強膜）に分かれる。

☐ 虹彩の中央には（瞳孔）とよばれる孔が開き、（光量）を調節する。

☐ 虹彩には交感神経に支配される（瞳孔散大）筋と副交感神経［（動眼）神経］に支配される（瞳孔括約）筋が存在する。

☐ 毛様体内部には（平滑）筋があり、（チン小体）を介して水晶体の厚みを調節し、（視焦点）の調節に関与する。

☐ 脈絡膜は（血管）と（メラニン産生）細胞に富む疎性結合組織の膜である。

☐ 内膜には光を受容する（視細胞）が存在し、（杆状体）視細胞と（錐状体）視細胞の2種類がある。

☐ 杆状体視細胞は（明暗）の識別に優れ、錐状体視細胞は（色彩）に感受性が高い。

☐ 角膜と虹彩の間を（前眼房）、虹彩と水晶体の間を（後眼房）とよび、（眼房水）で満たされる。

☐ 眼房水は（毛様体）で産生され、眼房内を循環して（強膜静脈洞）から（眼静脈）に吸収される。

☐ 眼房水の循環障害で内圧が亢進すると（緑内障）となる。

☐ 水晶体はカメラの（凸）レンズに相当する透明な円板で、混濁すると（白内障）となる。

☐ 眼球の後極のやや（外側）には（黄斑）があり、中央部には（中心窩）というくぼみがある。

☐ 中心窩では（錐状体）視細胞の分布密度が高く、もっとも視力が（良い）部位である。

☐ 視神経が眼球を出ていく部位を（視神経乳頭）といい、（視細胞）は存在しない。

☐ 視覚野は（後頭）葉の（鳥距溝周囲）に局在する。

- ☐ 耳介は（集音）の役割があり、（弾性軟骨）で構成される耳介軟骨が存在する。

- ☐ 外耳道は2.5㎝程の管で、外側1/3は（軟骨）、内側は2/3は（側頭骨）である。

- ☐ 鼓室は（鼓膜）から（内耳）までの空間で、内部には（ツチ骨）、（キヌタ骨）、（アブミ骨）の3つの耳小骨が存在する。

- ☐ 耳管は（鼓室）と（咽頭）をつなぐ管で、鼓室の（気圧）調節に関与する。

- ☐ 内耳は側頭骨の錐体の中にあり、骨性の（骨迷路）とその内部に（膜迷路）が存在する。

- ☐ 骨迷路と膜迷路の間には（外リンパ）、膜迷路の中には（内リンパ）が流れる。

- ☐ 骨迷路は前方より（蝸牛）、（前庭）、（半規管）から構成される骨性部分で、その内部に（膜迷路）が存在する。

- ☐ 蝸牛の前庭階と鼓室階の間に（蝸牛管）が存在し、（内リンパ）で満たされている。

- ☐ 蝸牛管の内部には（コルチ器）という（聴覚）の感覚装置があり、（有毛細胞）を含む。

- ☐ 前庭には重力と加速度を感知する（球形嚢）と（卵形嚢）があり、嚢の一部は（平衡斑）という感覚上皮となり、（有毛細胞）を含む。

- ☐ 半規管は（前庭）につらなる3本の管で、その基部の（膨大部）では感覚上皮である（有毛細胞）が、（膨大部稜）をつくる。

- ☐ 舌乳頭には（糸状）乳頭、（茸状）乳頭、（葉状）乳頭、（有郭）乳頭がある。

- ☐ 糸状乳頭には（味蕾）が存在せず、主に食物の移動に関与する。また、上皮が（角化）するため白っぽい。

- ☐ （糸状）乳頭を除く舌乳頭には、味覚器である（味蕾）が存在する。

- ☐ 舌前2/3の味覚は（顔面）神経、舌後1/3の味覚は（舌咽）神経を介し、延髄の（孤束核）に入って視床に達し、大脳皮質の中心後回の下端部に終わる。

- ☐ 嗅覚は鼻腔の天井にある（嗅上皮）の（嗅細胞）によって受容される。

- ☐ 嗅細胞は先端に（嗅毛）をもち、粘膜をおおう粘液内に入り込み、匂い物質を検知する。

  ※眼球の構造はp45ページ番号図1-17を参照。
  ※耳の構造はp45ページ番号図1-18を参照。

8 ▶感覚器 Q&A

Question	Answer

1 皮膚は表層から真皮、表皮、皮下組織に区分されている。

1 □ ×：真皮と表皮の順が逆

2 表皮は単層扁平上皮からなる。

2 □ ×：単層扁平上皮 → 重層扁平上皮

3 真皮は密性結合組織からなる。

3 □ ○

4 真皮と皮下組織は外胚葉由来である。

4 □ ×：外胚葉 → 中胚葉

5 手掌にはアポクリン汗腺が多く分布する。

5 □ ×：外耳道、腋窩などに多い。

6 瞳孔括約筋は動眼神経支配である。

6 □ ○

7 毛様体はチン小体を介し水晶体の厚みを調節する。

7 □ ○

8 虹彩は光を屈折する役割を持つ。

8 □ ×：虹彩は光量の調節に関与する。

9 黄斑の中央部には視神経乳頭が存在する。

9 □ ×：中央部には中心窩

10 眼房水は毛様体で産生される。

10 □ ○

11 錐状体視細胞は色彩に感受性が高い。

11 □ ○

12 錐状体視細胞の分布密度は中心窩で最も高い。

12 □ ○

13 後眼房は水晶体より後方に位置する。

13 □ ×：後眼房は水晶体の前方に位置する。

14 眼房水の循環障害で眼圧が上昇した状態を白内障という。

14 □ ×：白内障 → 緑内障

15 視覚野は側頭葉に存在する。

15 □ ×：側頭葉 → 後頭葉

16 耳介軟骨は硝子軟骨でつくられる。

16 □ ×：硝子軟骨 → 弾性軟骨

17 耳管は耳管鼓室口と耳管咽頭口を連絡している。

17 □ ○

18 耳小骨のキヌタ骨は鼓膜に接する。

18 □ ×：キヌタ骨 → ツチ骨

19 耳小骨のアブミ骨は内耳に接する。

19 □ ○

20 コルチ器は内耳の蝸牛管内に存在する。

20 □ ○

21 内耳は側頭骨の錐体中にある。

22 半規管には平衡斑が存在する。

23 糸状乳頭には味蕾が存在する。

24 糸状乳頭は角化している。

25 舌前2/3の味覚は舌咽神経支配である。

21 □ ○

22 □ ×：半規管 → 前庭

23 □ ×：糸状乳頭には味蕾は存在しない。

24 □ ○

25 □ ×：舌咽神経 → 顔面神経

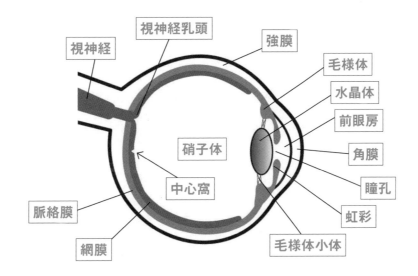

図1-17：眼球の構造

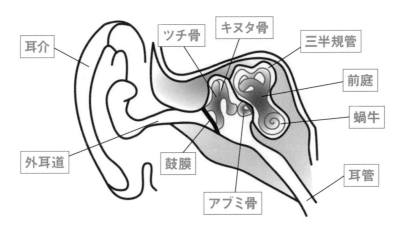

図1-18：耳の構造

□　骨は（中）胚葉由来の組織で、成人の骨格は約（200余）個の骨で構成され、体重の約（15〜18）％を占める。

□　骨は（骨質）と関節面などの（軟骨質）、骨の中心に見られる（骨髄）、さらに骨表面を覆う（密性）結合組織である（骨膜）の4つからなる。

□　骨質は表層の（緻密質）と内部の（海綿質）に分けられ、後者は（骨端部）に多くみられる。

□　骨の役割には支持、運動、保護、（造血）機能、（電解質）の貯蔵などがある。

□　骨髄には、造血機能をもつ（赤色）骨髄と脂肪細胞を多く含む（黄色）骨髄がある。

□　骨膜は（関節面）を除き骨の表面を覆う結合組織で、（血管）と（神経）が密に分布する。

□　関節軟骨には（血管）が存在せず、滑膜から分泌される（滑液）によって栄養される。

□　緻密質には、同心円状の（骨層板）の中心を縦に走る（ハバース）管と骨層板を横切る（フォルクマン）管が存在し、（血管）の通路となっている。

□　骨の原型となる（硝子軟骨）がつくられた後、この軟骨組織が破壊され骨組織に置き換えられる骨化様式を（軟骨内）骨化という。また、結合組織中に軟骨を経ないで直接、骨組織が形成される骨化様式を（膜内）骨化という。

□　軟骨内骨化でつくられた骨を（置換）骨、膜内骨化でつくられる骨を（付加）骨という。

□　骨の成長には（骨端軟骨）による長さの成長と（骨膜）による太さの成長がある。

骨の連結の種類		例
（線維性）の連結	骨同士が線維性の結合組織で連結される	頭蓋骨の（縫合）、歯根と歯槽骨の（釘植）、靭帯結合
（軟骨性）の連結	軟骨により連結される	骨端軟骨結合、（恥骨結合）、椎間板など
（滑膜性）の連結	両骨間に滑液を満たす関節腔が存在する	狭義の（関節）

□　狭義の関節は（関節頭）と（関節窩）からなり、両関節面は（関節軟骨）におおわれる。連結部は（関節包）に包まれ間隙には、（関節腔）がつくられる。

□　（胸鎖関節）や（顎関節）には関節円板が、（膝関節）には関節半月が、（股関節）や（肩関節）には関節唇が存在する。

□ 関節は運動軸の数により（一軸性）関節、（二軸性）関節、（多軸性）関節に分類される。

一軸性関節	（蝶番関節）、（車軸関節）
二軸性関節	（楕円関節）、（鞍関節）
多軸性関節	（球関節）

□ 以下の関節の形態による表を埋めよ。

球関節	（肩関節）、（股関節）	車軸関節	（上・下橈尺関節）、（正中環軸関節）
楕円関節	（橈骨手根関節）	鞍関節	（母指の手根中手関節）
蝶番関節	（指節間関節）、（腕尺関節）、（距腿関節）	平面関節	（椎間関節）、（手根間関節）、（楔舟関節）
顆状関節	（中手指節関節）、（中足指節関節）	半関節	（仙腸関節）

□ 筋組織は形態学的、生理学的に（骨格筋）、（心筋）、（平滑筋）に区分される。
　※詳細は生理学で学習する。

□ 骨格筋は筋線維束が（筋膜）（筋外膜）で包まれたもので、筋線維束は多くの筋線維［＝（筋細胞）］の集合である。

□ 筋線維の内部には（アクチン）フィラメントや（ミオシン）フィラメントからなる（筋原線維）が多く存在する。

□ 筋原線維を光学顕微鏡で観察すると、規則正しい明暗の縞模様［（横紋）］が見られ、明るく見える部分を（Ｉ）帯（明帯）、暗く見える部分を（Ａ）帯（暗帯）といい、暗帯中央のやや明るく見える部分を（Ｈ）帯という。また、明帯の中央には（Z線）という区切りが存在し、Z線とZ線の間を（筋節）という（図1-19）。

□ 筋収縮は（アクチンフィラメント）と（ミオシンフィラメント）が互いに滑りあって起こるため、（Ａ）帯の長さは変わらず、（Ｉ）帯の長さが短くなる。

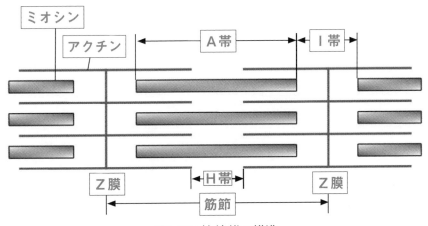

図1-19：筋線維の構造

9 ▶運動器　総論（骨・関節・筋）Q&A

Question	Answer
1 骨は内胚葉由来である。	**1** ☐ ×：内胚葉 → 中胚葉
2 長管骨において海綿質は骨幹部に多く存在する。	**2** ☐ ×：骨幹部 → 骨端部
3 緻密質は骨の表層部を占め、緻密な層板構造でできている。	**3** ☐ ○
4 赤色骨髄は造血機能を有する。	**4** ☐ ○
5 骨膜は骨表面の全周を覆う。	**5** ☐ ×：関節形成面は覆わない。
6 骨膜には血管と神経が密に分布している。	**6** ☐ ○
7 骨膜は疎性結合組織でつくられる。	**7** ☐ ×：疎性結合組織 → 密性結合組織
8 骨膜は骨の太さの成長に関与する。	**8** ☐ ○
9 骨膜と骨質は骨膜のフォルクマン管によって丈夫に結合される。	**9** ☐ ×：フォルクマン管 → シャーピー管
10 骨基質は同心円状の層板を形成する。	**10** ☐ ○
11 骨の緻密質において縦に走る管をフォルクマン管という。	**11** ☐ ×：フォルクマン管 → ハバース管
12 ハバース管は骨髄に存在する。	**12** ☐ ×：ハバース管は緻密質に存在
13 軟骨内骨化でつくられた骨を付加骨という。	**13** ☐ ×：付加骨 → 置換骨
14 頭蓋骨にみられる縫合は軟骨性の連結の一例である。	**14** ☐ ×：軟骨性連結 → 線維性連結
15 歯にみられる釘植は線維性連結の一例である。	**15** ☐ ○
16 肩関節は複関節である。	**16** ☐ ×：複関節 → 単関節 複関節は肘関節など。
17 車軸関節は二軸性関節に分類される。	**17** ☐ ×：二軸性関節 → 一軸性関節
18 球関節は多軸性関節に分類される。	**18** ☐ ○
19 膝関節には関節円板がみられる。	**19** ☐ ×：関節円板 → 関節半月

20 股関節には関節唇が存在する。

20 ☐ ○

21 肩関節は球関節に分類される。

21 ☐ ○

22 母指の手根中手関節は車軸関節に分類される。

22 ☐ ×：車軸関節 → 鞍関節

23 上橈尺関節は顆状関節に分類される。

23 ☐ ×：顆状関節 → 車軸関節

24 指節間関節は蝶番関節に分類される。

24 ☐ ○

25 平滑筋では横紋が観察される。

25 ☐ ×：骨格筋と心筋で観察される。

26 平滑筋には筋フィラメントが存在しない。

26 ☐ ×：存在するが配列が不規則

27 筋原線維の光学顕微鏡像において、明るい部分をA帯という。

27 ☐ ×：A帯 → I帯

28 筋原線維の光学顕微鏡像で、I帯の中央にZ線が観察される。

28 ☐ ○

29 筋収縮時、横紋筋線維の明帯の長さが増加する。

29 ☐ ×：増加 → 減少

30 筋収縮時、アクチンフィラメントはミオシンフィラメントの間に入り込む。

30 ☐ ○：滑走説

31 筋収縮時、I帯の長さは不変である。

31 ☐ ×：I帯 → A帯

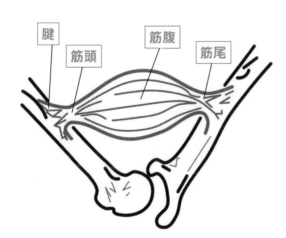

図1-20：骨格筋の外形

☐ 脊柱は頚椎（7）個、胸椎（12）個、腰椎（5）個、仙骨（1）個、尾骨1個から構成される。

☐ 椎骨は腹側の（椎体）と背側の（椎弓）からなり、（椎孔）を囲む。

☐ 椎孔は上下に重なり、（脊柱管）を構成し、（脊髄）を入れる。

☐ 椎骨の椎弓からは（棘）突起、（横）突起、（上関節）突起、（下関節）突起の4種の突起がでる。

☐ 上位椎骨の下関節突起は下位椎骨の上関節突起との間で（椎間関節）をつくる。

☐ 上下椎骨の（下椎切痕）と（上椎切痕）との間の孔を（椎間孔）とよび、ここから（脊髄神経）が出る。

☐ 頚椎の特徴は横突起に（横突孔）とよぶ孔が存在することで、この孔を（椎骨動・静脈）が通る。

☐ 第1頚椎は（椎体）を欠き、全体として環状で（環椎）ともよばれる。

☐ 第2頚椎は（軸椎）ともよばれ、椎体の上面から上方に（歯突起）が突出し、回旋運動の軸となる。

☐ 第7頚椎の棘突起は長く突隆するため、（隆椎）ともいう。

☐ 第1頚椎の（歯突起窩）と第2頚椎の歯突起により（正中環軸）関節がつくられる。

☐ 第1頚椎の上面には後頭骨と関節する（環椎後頭）関節がある。

☐ 胸椎椎体の側面には（肋骨）窩が存在し、第1〜10胸椎の横突起は（横突肋骨）窩をもつが、第11、12胸椎にはない。

☐ 腰椎では肋骨が退化癒合した（肋骨突起）がみられ、後下方にある（副突起）と（乳頭突起）が本来の横突起に相当する。

☐ 仙骨の上方を（仙骨底）とよび、下方を（仙骨尖）とよぶ。

☐ 仙骨底の前縁は強く（前方）に張り出し（岬角）を形成する。

☐ 仙骨は全体的に（後方）に弯曲し、前面の正中部には4条の（横線）があり5個の仙椎の癒合部である。

☐ 仙骨の横線の外側に4対の（前仙骨孔）が存在し、（仙骨）神経の前枝が通る。

☐ 仙骨後面の正中部の隆起を（正中仙骨稜）といい、その両側の不完全な稜線を（中間仙骨稜）という。

☐ 仙骨の後仙骨孔には、（仙骨）神経の後枝が通る。

☐ 仙骨の側面には（耳状面）とよばれる大きな関節面があり、寛骨と（仙腸関節）をつくる。

☐ 成人の脊柱は頸部と腰部で（前方）に、胸部と仙尾部で（後方）に弯曲し、（S字）状の曲線を描く。

☐ 胎児の脊柱は（後弯）のみであり（一次弯曲）、頸・腰部の（前弯）（二次弯曲）は生後、直立位が可能になってから形成される。

☐ 椎間円板は第（2・3）頸椎間から第（5）腰椎・仙骨間まで存在し、椎体を互いに連結する。

☐ 椎間円板は中心部の（髄核）と外周の（線維輪）からなる。

☐ 脊柱全長にわたり（前縦）靭帯、（後縦）靭帯が付着し、脊柱を安定化する。

☐ 上下の椎骨の椎弓間を連結する靭帯は多量の（弾性）線椎を含み黄色を呈し、（黄色）靭帯とよばれる。

☐ 棘突起間を結ぶ靭帯を（棘間）靭帯とよぶ。

☐ 棘突起後端を結び上下に走る靭帯を（棘上）靭帯とよぶ。

☐ 頸部で棘突起後端を結ぶ靭帯を（項）靭帯とよぶ。

☐ （椎間）関節は上位の椎骨にある下関節突起と下位の椎骨にある上関節突起との間にできる（平面）関節である。

☐ 後頭骨と第1頸椎（環椎）・第2頸椎（軸椎）との間の関節を（頭）関節とよび、（環椎後頭）関節と（環軸）関節がある。

☐ 環椎の上関節面と後頭骨の後頭顆との間にできる関節を（環椎後頭）関節という。

☐ 環椎と軸椎との間にできる関節を（環軸）関節といい、（正中環軸）関節と（外側環軸）関節がある。

☐ 軸椎歯突起後方を通る（環椎横）靭帯は、環椎（回旋）時に歯突起を固定する役割を果たす。

※椎骨の構造はp53 図1-21,1-22を参照。

Question	Answer
1 脊柱と鎖骨は関節を形成する。	**1** ☐ ×：脊柱と関節をつくるのは後頭骨、肋骨、寛骨
2 脊椎は頚椎8個、胸椎12個、腰椎5個、仙骨1個、尾骨で構成される。	**2** ☐ ×：頚椎は7個
3 上位椎骨の下関節突起は下位椎骨の上関節突起と椎体間結合をつくる。	**3** ☐ ×：椎体間結合 → 椎間関節
4 第1頚椎には特徴的な椎体が存在する。	**4** ☐ ×：第1頚椎は椎体を欠く。
5 第1頚椎の横突起の基部には他の頚椎と同様に横突孔がある。	**5** ☐ ○
6 頚椎の横突孔は椎骨動脈、椎骨静脈の通路である。	**6** ☐ ○
7 第2頚椎は環椎とよばれる。	**7** ☐ ×：環椎 → 軸椎　※環椎は第1頚椎
8 第7頚椎の棘突起は、軸椎とよばれる。	**8** ☐ ×：軸椎 → 隆椎　※軸椎は第2頚椎
9 第7頚椎の棘突起は体表から容易に触知できる。	**9** ☐ ○
10 頚椎には肋骨突起がみられる。	**10** ☐ ×：肋骨突起は腰椎に存在する。
11 第1頚椎と第2頚椎の間の関節を環軸関節という。	**11** ☐ ○
12 胸椎椎体の側面には肋骨窩が、横突起には横突肋骨窩がみられる。	**12** ☐ ○
13 胸椎には副突起がみられる。	**13** ☐ ×：副突起は腰椎に存在
14 腰椎には乳頭突起がみられる。	**14** ☐ ○
15 腰椎には側方に向かって大きく突き出す横突起がある。	**15** ☐ ×：横突起 → 肋骨突起　※肋骨突起は肋骨が退化し腰椎に癒合したもの
16 仙骨の上方は仙骨尖とよび、下方は仙骨底とよぶ。	**16** ☐ ×：仙骨の上方を仙骨底、下方を仙骨尖という。
17 第1仙椎上面前方への突出部を岬角という。	**17** ☐ ○

18 椎孔は上下に重なって、脊柱管を構成し、脊髄神経を入れる。

18 ☐ ○

19 上下椎骨の下椎切痕と上椎切痕からなる孔を椎間孔とよぶ。

19 ☐ ○

20 脊柱の全長にわたって、椎体の前面に張る靭帯を前縦靭帯という。

20 ☐ ○

21 上・下の椎骨の棘突起間に張る靭帯を黄色靭帯という。

21 ☐ ×：黄色靭帯 → 棘間靭帯

22 仙椎（5個）の椎孔が癒合してできた管を仙骨孔という。

22 ☐ ×：仙骨孔 → 仙骨管

23 脊柱は頸部と腰部で後方に弯曲し、胸部と仙尾部は前方に弯曲する。

23 ☐ ×：頸部、腰部が前弯、胸部と仙尾部は後弯

24 胎児脊柱の後方凸の一つの弯曲を一次弯曲とよぶ。

24 ☐ ○

25 頸部前弯、腰部前弯を二次弯曲という。

25 ☐ ○

26 上下の椎体を連結しているのは椎間円板である。

26 ☐ ○

27 第1頸椎と第2頸椎の間には強靭な椎間円板がある。

27 ☐ ×：第1・2頸椎間は環軸関節を構成し椎間板はない。

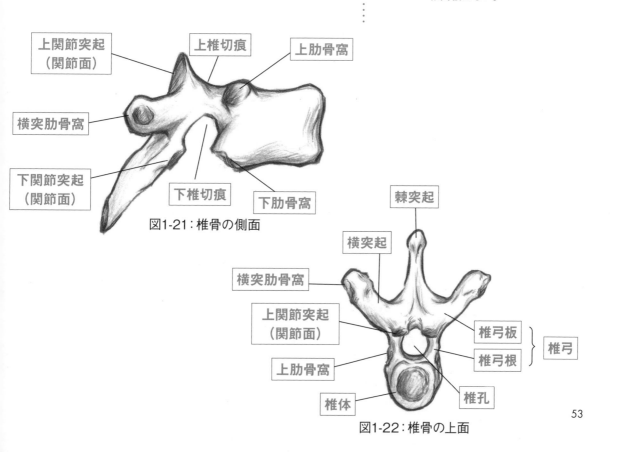

図1-21：椎骨の側面

図1-22：椎骨の上面

▶骨・関節　各論（胸郭・頭蓋骨）

☐　胸郭は（胸壁）の骨格であり、胸骨（1）個、肋骨（12）対、胸椎（12）個で構成される。

☐　胸郭が取り囲む腔を（胸腔）とよぶ。

☐　胸郭上口は（第1胸椎）、（第1肋骨）、（胸骨柄上縁）から構成される。

☐　胸郭下口は（第12胸椎）、（第12肋骨）、（第7～10肋軟骨）、（剣状突起）から構成される。

☐　胸骨は胸郭（前面正中）部にある（扁平）骨で、（胸骨柄）、（胸骨体）、（剣状突起）の3部からなる。

☐　胸骨柄上縁には（頸切痕）があり、その外側端には（鎖骨切痕）とよばれる切れ込みがある。

☐　胸骨柄の外側には第1肋軟骨が連結するための切れ込みである（肋骨切痕）が存在する。

☐　胸骨体側縁には第（2～7）肋軟骨と連結する（6）対の肋骨切痕がある。

☐　胸骨柄と胸骨体との結合部である（胸骨柄）結合は（胸骨角）とよばれ、前方にやや突出しているため皮膚の上から容易に触知可能である。

☐　胸骨下端のくぼみ、いわゆる"みぞおち"には（剣状突起）が存在する。

☐　肋骨は（12）対の細長く弯曲した（扁平）な骨で、後方の骨質を（肋硬骨）といい、前方の軟骨質を（肋軟骨）という。

☐　肋骨（肋硬骨）は（肋骨頭）、（肋骨頸）、（肋骨体）の3部からなる。

☐　肋骨の後端を（肋骨頭）とよび、胸椎椎体の肋骨窩と関節する（肋骨頭関節面）がある。

☐　肋骨頭の外前方には（肋骨結節）が突出し、胸椎の横突起の横突肋骨窩と関節する（肋骨結節関節面）がある。

☐　肋骨体の内面には（肋骨溝）があり、（肋間）神経や（肋間動・静脈）が通る。

☐　肋骨結節の外側方で強く湾曲する部分を（肋骨角）とよび、各肋骨の肋骨角は脊柱にほぼ（平行）に並ぶ。

☐　第1肋骨には（前斜角筋結節）があり、結節の前方には（鎖骨下静脈溝）、後方には（鎖骨下動脈溝）がある。

☐　第1～7肋骨の肋軟骨と肋骨切痕との間の連結を（胸肋）関節という。

☐　胸骨柄には頸切痕・鎖骨切痕が（1）対、肋骨切痕が（2）対ある。

- 第（8～10）肋軟骨は胸骨とは直接には連結せず、上位の肋軟骨につき、（軟骨間）関節という。

- 胸骨と直接に連結する第（1～7）肋骨を（真肋）とよび、胸骨に直接達しない第（8～12）肋骨を（仮肋）とよぶ。

- 第（11、12）肋骨は胸骨とは連結しておらず（浮遊肋）という。

- 肋骨頭関節面と肋骨窩との関節を（肋骨頭）関節という。

- 肋骨頭関節で第（1）、（11）、（12）肋骨の肋骨頭は胸椎の単一の肋骨窩と連結する。

- 肋骨結節関節面と横突肋骨窩との関節を（肋横突）関節という。

- 第11、12肋骨には（関節腔）がなく、（線維）性連結をなす。

- 頭蓋骨は（15）種（23）個の骨から構成され、（脳頭蓋）と（顔面頭蓋）に分けられる。

- 脳頭蓋には（後頭）骨、（蝶形）骨、（側頭）骨、（頭頂）骨、（前頭）骨、（篩）骨がある。

- 頭蓋骨間の大部分は不動性の（縫合）により結合するが、蝶形骨と後頭骨の間は（軟骨）結合である。

- 前頭骨と左右の頭頂骨は（冠状）縫合、左右の頭頂骨は（矢状）縫合、後頭骨と左右の頭頂骨は（ラムダ）縫合、頭頂骨と側頭骨は（鱗状）縫合により結合する。

- （顎）関節は頭蓋骨で唯一の可動性結合であり、（側頭）骨と（下顎）骨との間に存在する。

- 顎関節の関節腔には（関節円板）が存在する。

- （舌骨）は関節を形成せず独立しており、（靭帯）や（筋）で結合される。

- 後頭骨は脳頭蓋の（後下部）を構成する骨で、下面には（大後頭孔）がある。

頭蓋にある孔	孔を通る神経、血管
正円孔	（上顎神経）
卵円孔	（下顎神経）
上眼窩裂	（動眼神経）、（滑車神経）、（外転神経）、（眼神経）
視神経管	（視神経）、（眼動脈）
オトガイ孔	（オトガイ神経）、（オトガイ動脈・静脈）
眼窩上孔	（眼窩上神経）
眼窩下孔	（眼窩下神経）

Question	Answer
1 胸郭は鎖骨、胸骨、肋骨で構成される。	**1** ☐ ×：鎖骨 → 胸椎
2 肋骨は12個、胸椎は12対である。	**2** ☐ ×：肋骨12対、胸椎12個
3 胸郭上口は鎖骨、第1胸椎、第1肋骨から構成される。	**3** ☐ ×：鎖骨 → 胸骨上縁
4 胸骨は胸骨柄、胸骨体、剣状突起の3部からなる。	**4** ☐ ○
5 胸骨柄上縁には鎖骨切痕、その外側には肋骨切痕がある。	**5** ☐ ×：胸骨柄上縁には頸切痕、その外側には鎖骨切痕
6 胸骨体の側縁には4対の肋骨切痕がある。	**6** ☐ ×：4対 → 6対
7 胸骨柄と胸骨体との結合部を胸骨柄結合とよぶ。	**7** ☐ ○
8 胸骨柄結合部（胸骨角）は皮膚の上から容易に触知できる。	**8** ☐ ○
9 胸骨の下端は茎状突起である。	**9** ☐ ×：茎状突起 → 剣状突起
10 肋骨前方の骨質を肋硬骨という。	**10** ☐ ×：前方 → 後方　※前方は肋軟骨
11 第1肋骨には前斜角筋結節がある。	**11** ☐ ○
12 胸骨と直接に連結する第1〜7肋骨を仮肋とよぶ。	**12** ☐ ×：仮肋 → 真肋
13 第11、12肋骨は胸骨とは連結しておらず仮肋という。	**13** ☐ ×：仮肋 → 浮遊肋
14 頭蓋骨は6種8個の骨から構成される。	**14** ☐ ×：6種8個 → 15種23個
15 頭蓋骨は脳頭蓋と顔面頭蓋に分けられる。	**15** ☐ ○
16 後頭骨、蝶形骨、側頭骨、鼻骨は脳頭蓋に分類される。	**16** ☐ ×：鼻骨は顔面頭蓋に含まれる。
17 前頭骨と頭頂骨の間の縫合をラムダ縫合という。	**17** ☐ ×：ラムダ縫合 → 冠状縫合
18 左右の頭頂骨の間の縫合を矢状縫合という。	**18** ☐ ○

19 蝶形骨は頭蓋から離れ、靭帯や筋で結合される。 　**19** □ ×：蝶形骨 → 舌骨

20 顎関節は側頭骨と下顎骨との間に存在する。 　**20** □ ○

21 下顎神経は正円孔を通る。 　**21** □ ×：正円孔 → 卵円孔
　　　　　　　　　　　　　　　　　　　　　 ※正円孔は上顎神経が通る。

22 視神経は上眼窩裂を通る。 　**22** □ ×：上眼窩裂 → 視神経管

23 動眼神経は上眼窩裂を通る。 　**23** □ ○

24 顔面神経は内耳孔を通る。 　**24** □ ○

25 上顎神経は卵円孔を通る。 　**25** □ ×：卵円孔 → 正円孔

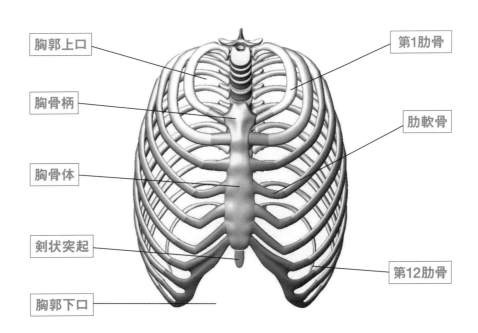

胸郭上口　　第1肋骨
胸骨柄　　肋軟骨
胸骨体
剣状突起　　第12肋骨
胸郭下口

図1-23: 胸郭

- ☐ 肩甲骨前面は（肋骨面）ともよばれ、その浅く大きいくぼみを（肩甲下窩）といい（肩甲下）筋の起始部となる。

- ☐ 肩甲骨後面には上部約（1/3）に（外上方）に斜走する棚状の骨隆起〔（肩甲棘）〕があり、その外側端を（肩峰）という。

- ☐ 肩峰は鎖骨の外側端と（肩鎖）関節をつくる。

- ☐ 肩甲骨背側面は肩甲棘により上部の（棘上窩）と下部の（棘下窩）とに二分される。

- ☐ 肩甲骨関節窩の直上に（関節上結節）、下方に（関節下結節）とよばれる粗面がある。

- ☐ 肩甲骨関節窩の基部はやや細くなっており（肩甲頸）とよばれる。

- ☐ 肩甲頸から鈎状の突起である（烏口突起）が突出する。

- ☐ 肩甲骨上縁と烏口突起基部との境に（肩甲切痕）とよぶ切れ込みがあり、その上部を（上肩甲横）靭帯が橋渡しして（肩甲上）神経が通る孔を形成する。

- ☐ 鎖骨の内側端は（胸骨端）、外側端は（肩峰端）とよばれる。

- ☐ 上腕骨上端には半球状の（上腕骨頭）があり、肩甲骨（関節窩）と肩関節をつくる。

- ☐ 上腕骨頭基部の浅い溝を（解剖頸）といい、上腕骨頭後外側の隆起を（大結節）、前内側の隆起を（小結節）という。

- ☐ 上腕骨の大結節と小結節の間には（結節間溝）があり、（上腕二頭）筋の長頭腱が通る。

- ☐ 上腕骨の（外科頸）は骨折の好発部位となり、（三角筋粗面）には三角筋が停止する。

- ☐ 上腕骨体後面には、上内側方から下外側方に向う浅い（橈骨神経溝）があり、（橈骨）神経がこれに沿って通る。

- ☐ 上腕骨下端は内側および外側で著しく突出し、（内側上顆）、（外側上顆）とよばれる。

- ☐ 上腕骨内側上顆と外側上顆を除く上腕骨下端部のふくらみを（上腕骨顆）とよぶ。

- ☐ 上腕骨（滑車）は尺骨の滑車切痕と（腕尺）関節をつくり、上腕骨（小頭）は橈骨頭の上面と（腕橈）関節をつくる。

- ☐ 上腕骨の（鈎突窩）には肘関節屈曲時に尺骨の（鈎状突起）が入り、（肘頭窩）には肘関節伸展時に尺骨の（肘頭）が入る。

- ☐ 上腕骨小頭上方の前面には（橈骨窩）があり、肘関節屈曲時に（橈骨頭）が入る。

☐ 上腕骨内側上顆の後面には（尺骨神経溝）があり（尺骨）神経が通る。

☐ 橈骨頭側面を（関節環状面）といい、尺骨の橈骨切痕と（上橈尺）関節をつくる。

☐ 橈骨体は（三角柱）状で、内側にある（骨間縁）には（前腕骨間膜）が張る。

☐ 橈骨下端内側の（尺骨切痕）と尺骨下端の関節環状面は（下橈尺）関節をつくる。

☐ 橈骨の下端外側には（茎状突起）が下方に向かい突出する。

☐ 橈骨の下端下面を（手根関節面）とよび、（近位列手根骨）との関節面をなす。

☐ 尺骨上端には（肘頭）と（鉤状突起）とよばれる二つの突起がみられる。

☐ 尺骨下端は（鈍円）状に軽くふくらみ（尺骨頭）とよばれる。

☐ 尺骨の下端内側には（茎状突起）が下方に向かい突出する。

☐ 手根骨近位列は橈側より（舟状）骨、（月状）骨、（三角）骨、（豆状）骨から構成される。

☐ 手根骨遠位列は橈側より（大菱形）骨、（小菱形）骨、（有頭）骨、（有鉤）骨から構成される。

☐ 手根骨掌側には（豆状骨）と（有鉤骨鉤）からなる尺側の隆起と、（舟状骨結節）と（大菱形骨結節）からなる橈側の隆起により、中央に（手根溝）とよばれる溝が形成される。

☐ 手根溝両側の隆起間には（屈筋支帯）が張り、手根溝を覆い（手根管）となる。

☐ 手根管には（正中）神経、滑液鞘に包まれた（長母指屈筋）腱、（浅指屈筋）腱、（深指屈筋）腱が通る。

☐ 中手骨は近位端の（中手骨底）、中央の（中手骨体）、遠位端の（中手骨頭）の3部からなる。

☐ 手の第2〜5指は近位側から（基節）骨、（中節）骨、（末節）骨の3個の指骨から構成される。

☐ 手の第1指（母指）では（中節）骨がなく（基節）骨と（末節）骨から構成される。

☐ 手の種子骨は（掌側）の腱中に存在し、骨との（摩擦）を防いでいる。

☐ （第1中手）骨遠位端には（2）個の種子骨がみられ、第2中手骨遠位端や第5中手骨遠位端などでも、（1）個の種子骨がみられることがある。

※上肢骨の構造はp61 図1-24、1-25、1-26を参照。

12 ▶ 骨・関節　各論（上肢骨）Q&A

Question	Answer
1 肩甲骨関節窩の下方には関節下結節がある。	**1** ☐ ○
2 肩甲骨の肩甲棘外側端は肩峰となる、	**2** ☐ ○
3 鎖骨と上腕骨で関節がつくられる。	**3** ☐ ×：鎖骨と上腕骨は関節をつくらない。
4 肩甲切痕は上腕骨に存在する。	**4** ☐ ×：上腕骨 → 肩甲骨
5 鎖骨の内側を肩峰端という。	**5** ☐ ×：肩峰端 → 胸骨端 肩峰端は外側端である。
6 上腕骨の結節間溝には上腕三頭筋の長頭腱が通る。	**6** ☐ ×：上腕三頭筋 → 上腕二頭筋
7 三角筋粗面は鎖骨に存在する。	**7** ☐ ×：鎖骨 → 上腕骨
8 尺骨神経溝は尺骨に存在する。	**8** ☐ ×：尺骨 → 上腕骨
9 肘頭窩は上腕骨に存在する。	**9** ☐ ○
10 上腕骨の解剖頸は骨折の好発部位である。	**10** ☐ ×：解剖頸 → 外科頸
11 滑車切痕は上腕骨にある。	**11** ☐ ×：上腕骨 → 尺骨
12 大結節は上腕骨に存在する。	**12** ☐ ○
13 前腕の骨は橈骨と腓骨とである。	**13** ☐ ×：腓骨 → 尺骨
14 尺骨の上端には肘頭と鈎状突起がみられる。	**14** ☐ ○
15 滑車切痕は橈骨に存在する。	**15** ☐ ×：橈骨 → 尺骨
16 手根骨は7個、足根骨は8個の骨で構成される。	**16** ☐ ×：手根骨8個、足根骨7個
17 手根骨の近位列は豆状骨、三角骨、有頭骨、舟状骨からなる。	**17** ☐ ×：有頭骨 → 月状骨
18 手根管には正中神経が通る。	**18** ☐ ○
19 手の指骨の第1指（母指）は基節骨を欠く。	**19** ☐ ×：基節骨 → 中節骨

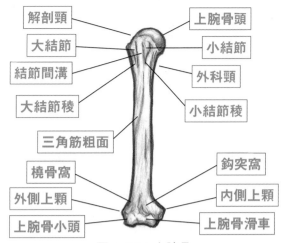

解剖頸　　　　　　　　上腕骨頭
大結節　　　　　　　　小結節
結節間溝　　　　　　　外科頸
大結節稜　　　　　　　小結節稜
三角筋粗面
橈骨窩　　　　　　　　鈎突窩
外側上顆　　　　　　　内側上顆
上腕骨小頭　　　　　　上腕骨滑車

図 1-24：上腕骨

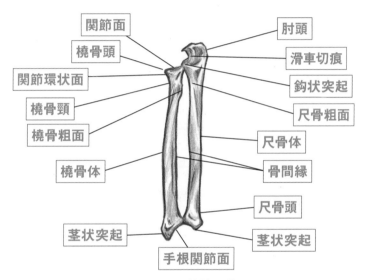

関節面　　　　　　　　肘頭
橈骨頭　　　　　　　　滑車切痕
関節環状面　　　　　　鈎状突起
橈骨頸　　　　　　　　尺骨粗面
橈骨粗面
橈骨体　　　　　　　　尺骨体
　　　　　　　　　　　骨間縁
　　　　　　　　　　　尺骨頭
茎状突起　　　　　　　茎状突起
手根関節面

図 1-25：前腕の骨

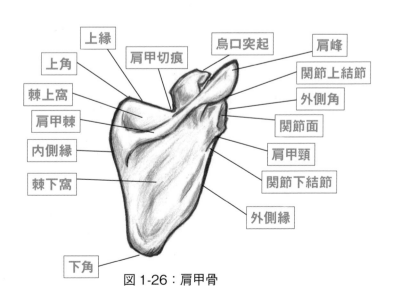

上縁　　　　烏口突起　　肩峰
肩甲切痕
上角　　　　　　　　　　関節上結節
棘上窩　　　　　　　　　外側角
肩甲棘　　　　　　　　　関節面
内側縁　　　　　　　　　肩甲頸
棘下窩　　　　　　　　　関節下結節
　　　　　　　　　　　　外側縁
下角

図 1-26：肩甲骨

13 ▶骨・関節　各論（下肢骨）

☐ 下肢骨は（下肢帯）と（自由下肢骨）に大別される。

☐ 下肢帯である（寛骨）は上部の（腸骨）、後下部の（坐骨）、前下部の（恥骨）からなる。

☐ 股関節は（寛骨臼）と（大腿骨頭）からなる（臼状）関節で、線維軟骨の（関節唇）が存在する。

☐ （寛骨臼）は大腿骨と股関節を形成し、三日月状の関節面は（月状面）とよばれる。

☐ 寛骨臼窩の下方で骨壁の一部が欠損する部を（寛骨臼切痕）とよび、血管、神経などの通り道となる。

☐ 寛骨臼の下方には、（坐骨）と（恥骨）によって囲まれる（閉鎖孔）があり、結合組織性の（閉鎖膜）で閉ざされるが、この上隅の欠損部を（閉鎖管）といい、（閉鎖）動脈、（閉鎖）静脈、（閉鎖）神経が通る。

☐ 腸骨は寛骨臼上半分の（腸骨体）と上方に広がる（腸骨翼）に分かれる。後者の上縁の膨大部を（腸骨稜）とよぶ。

☐ 腸骨の耳状面は、仙骨と（仙腸関節）をつくる。

☐ 腸骨翼には（上前腸骨棘）、（下前腸骨棘）、（上後腸骨棘）、（下後腸骨棘）の4つの突起がある。

☐ 坐骨は（坐骨体）と（坐骨枝）にわけられ、坐骨後縁下端の粗面隆起は（坐骨結節）とよばれる。

☐ 恥骨は（恥骨体）、（恥骨上枝）、（恥骨下枝）に分けられる。

☐ 骨盤は左右の（寛骨）、（仙骨）および（尾骨）から構成される。

☐ 左右の寛骨は、前方では（恥骨結合）により結合し、後方では（仙骨）と（仙腸関節）で連結する。

☐ 骨盤は分界線により（大骨盤）と（小骨盤）に分けられ、後者には（骨盤内臓）が入る。

☐ 大腿骨は人体で（最長）の（長骨）で、上端の（大腿骨頭）で（寛骨臼）と股関節をつくる。

☐ 大腿骨頭の中央には小さなくぼみである（大腿骨頭窩）が存在し、（大腿骨頭靭帯）が付着する。

☐ 大腿骨頸の軸は大腿骨体の軸に対し成人では（120〜130°）の角度をなし（頸体角）とよばれる。

☐ 大腿骨頸と大腿骨体の移行部外上方にある隆起を（大転子）とよび、内下方にある隆起を（小転子）とよぶ。

※下肢骨の構造はp65 図1-27、1-28、1-29 を参照。

☐ 大腿骨下端は内・外側で肥厚し（内側顆）と（外側顆）をつくる。下端前面の（膝蓋面）は膝蓋骨と関節する。

☐ 大腿四頭筋の腱中には、人体最大の（種子）骨である（膝蓋骨）が存在する。

☐ 脛骨は下腿の（内側）に位置する長骨で、上端の内・外側の肥厚を（内側顆）、（外側顆）とよぶ。

☐ 脛骨上端の上面では顆間隆起の前・後がやや陥凹し（前顆間区）および（後顆間区）とよばれる。前者には（前十字靭帯）、後者には（後十字靭帯）が付着する。

☐ 脛骨外側顆の後方の（腓骨関節面）と、（腓骨上端）の腓骨頭関節面で（脛腓）関節がつくられる。

☐ 脛骨と腓骨の骨間縁は（下腿骨間膜）により結合される。

☐ 脛骨体前縁の上端には（膝蓋靭帯）が付着する（脛骨粗面）がある。

☐ 脛骨下端内側部の突出を（内果）といい、腓骨下端外側部の突出を（外果）という。

☐ 腓骨は下腿の（外側）に位置する長骨で、上端の膨大部は（腓骨頭）とよばれ（大腿二頭筋）の停止部となる。

☐ 腓骨頭上端は（腓骨頭尖）が突出し、腓骨頭内側面の（腓骨頭関節面）は脛骨の腓骨関節面と（脛腓）関節をつくる。

☐ 膝関節は（大腿骨）、（脛骨）、（膝蓋骨）からなる（複）関節であり、（腓骨）はその構成に関与しない。

☐ 脛骨の関節窩には（線維性）軟骨でつくられる（関節半月）があり、適合性を高め、衝撃に対する（緩衝）作用を示す。

☐ 関節半月は内側にある（C）字形の（内側半月）と外側にある（O）字形の（外側半月）からなる。

☐ 距腿関節は（腓骨外果）関節面、（脛骨内果）関節面、（脛骨下）関節面で関節窩をつくり、（距骨滑車）と関節する。

☐ 足根骨は（7）個の骨からなり、近位列の（距骨）、（踵骨）、遠位列の（舟状骨）、（内側楔状骨）、（中間楔状骨）、（外側楔状骨）、（立方骨）で構成される。（距骨）は唯一、脛骨・腓骨と関節する。

☐ 踵骨後方の隆起は（踵骨隆起）とよばれ、（アキレス腱（下腿三頭筋の腱））の停止部となる。

☐ 横足根関節は（ショパール関節）とも呼ばれ、近位の（距骨）・（踵骨）と遠位の（舟状骨）・（立方骨）で構成される。この関節は、ほぼ横一直線上にあり、（外科的に足を切断）する際などに重要となる。

☐ 足根中足関節は（リスフラン関節）ともよばれ、（足根骨遠位列）と（中足骨底）で構成される。

13 ▶ 骨・関節　各論（下肢骨）Q&A

Question	Answer
1 坐骨は寛骨の前下方を占める。	**1** □ ×：前下方 → 後下方 前下方には恥骨がある。
2 閉鎖孔は腸骨と坐骨によって囲まれる。	**2** □ ×：腸骨 → 恥骨
3 骨盤は腸骨、坐骨、恥骨から構成される。	**3** □ ×：骨盤 → 寛骨 骨盤は寛骨、仙骨、尾骨から構成される。
4 女性は男性に比べ恥骨下角が小さい。	**4** □ ×：小さい → 大きい
5 女性骨盤の骨盤上口は楕円形である。	**5** □ ○
6 大腿骨には殿筋粗面がみられる。	**6** □ ○
7 大腿骨には耳状面がみられる。	**7** □ ×：大腿骨 → 腸骨、仙骨
8 大腿骨頭靭帯は関節内靭帯である。	**8** □ ○
9 関節半月は股関節に存在する。	**9** □ ×：股関節 → 膝関節 股関節には関節唇がある。
10 脛骨には粗線がみられる。	**10** □ ×：粗線は大腿骨の後面に存在する。
11 脛骨は腓骨の内側に位置する。	**11** □ ○
12 腓骨は膝関節の構成に関与する。	**12** □ ×：腓骨は膝関節の構成に関与しない。
13 内側半月はO字状に近い形である。	**13** □ ×：O字 → C字
14 踵骨は脛骨、腓骨と関節を構成する。	**14** □ ×：踵骨 → 距骨
15 足根骨は8個存在する。	**15** □ ×：8個 → 7個
16 足根骨には距骨、踵骨、舟状骨、月状骨などが存在する。	**16** □ ×：月状骨は手根骨である。
17 横足根関節はリスフラン関節とも呼ばれる。	**17** □ ×：リスフラン関節 → ショパール関節
18 リスフラン関節は足根骨近位列と中足骨底でつくられる。	**18** □ ×：近位列 → 遠位列
19 楔状骨はショパール関節の構成に関わる。	**19** □ ×：関わらない。 ショパール関節は距骨・踵骨・舟状骨・立方骨でつくられる。

★　骨盤の性差

	骨盤上口	骨盤腔	閉鎖孔	恥骨下角
男	（ハート形）	（漏斗形）	（卵円形）	（50〜60°）
女	（楕円形）	（円筒形）	（三角形）	（70〜90°）

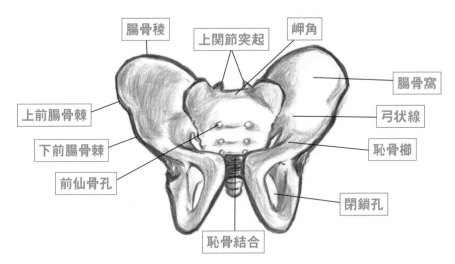

図 1-27：骨盤

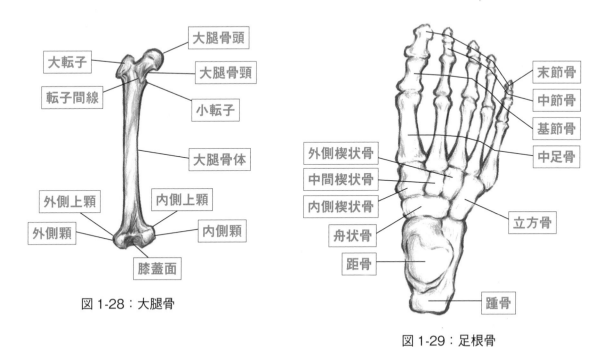

図 1-28：大腿骨

図 1-29：足根骨

浅胸筋	起　始	停　止	神　経	作　用
大胸筋	鎖骨内側1/2 胸骨、腹直筋鞘 肋軟骨	上腕骨大結節稜	内側・外側胸筋 神経 （C7〜T1）	肩関節屈曲、内 転、内旋
小胸筋	第2〜5肋骨	肩甲骨烏口突起	内側・外側胸筋 神経 （C7〜T1）	肩甲骨を前方、 下方へ引く
前鋸筋	第1〜9肋骨	肩甲骨内側縁	長胸神経 （C5〜7）	肩甲骨を前に引 く

腹部の筋	起　始	停　止	神　経	作　用
腹直筋	恥骨	第5〜7肋軟骨前 面、剣状突起	肋間神経 （T7〜12）	体幹屈曲
腰方形筋	腸骨稜	第12肋骨	腰神経叢 （T12〜L3）	腰椎側屈、後屈

浅背筋	起　始	停　止	神　経	作　用
僧帽筋	外後頭隆起 項靭帯 胸椎棘突起	肩甲棘 肩峰 鎖骨外側1/3	副神経 頸神経叢	**上部** 肩甲骨の上方回 旋、内転、挙上 **中部** 肩甲骨内転 **下部** 肩甲骨の上方回 旋、内転、下制
広背筋	棘突起、腸骨稜、 下位肋骨	小結節稜	胸背神経 （C6〜8）	肩関節伸展、内 転、内旋
肩甲挙筋	第1〜4頸椎横突起	肩甲骨上角	肩甲背神経 （C4〜6）	肩甲骨の挙上、 下方回旋
大菱形筋	第1〜4胸椎棘突起	肩甲骨内側縁下部	肩甲背神経 （C4〜6）	肩甲骨の挙上、 内転、下方回旋
小菱形筋	第6〜7頸椎棘突起	肩甲骨内側縁上部	肩甲背神経 （C4〜6）	肩甲骨の挙上、 内転、下方回旋

上肢帯の筋	起　始	停　止	神　経	作　用
三角筋	肩峰、肩甲棘、鎖骨外側1/3	三角筋粗面	腋窩神経 (C5〜6)	肩関節外転、屈曲、伸展
棘上筋	棘上窩	大結節	肩甲上神経 (C4〜6)	肩関節外転
棘下筋	棘下窩	大結節	肩甲上神経 (C4〜6)	肩関節外旋
小円筋	肩甲骨外側縁	大結節	腋窩神経 (C5〜6)	肩関節外旋
大円筋	肩甲骨下角	小結節稜	肩甲下神経 (C5〜6)	肩関節内旋・内転
肩甲下筋	肩甲下窩	小結節	肩甲下神経 (C5〜6)	肩関節内旋

上腕の筋	起　始	停　止	神　経	作　用
上腕二頭筋長頭	関節上結節	橈骨粗面、前腕筋膜	筋皮神経 (C5〜6)	肘関節屈曲・回外
上腕二頭筋短頭	烏口突起	橈骨粗面、前腕筋膜	筋皮神経 (C5〜6)	肘関節屈曲・回外
烏口腕筋	烏口突起	上腕骨体	筋皮神経 (C6〜7)	肩関節屈曲・内転
上腕筋	上腕骨体前面下半分	尺骨粗面	筋皮神経 (C5〜6) （橈骨神経）	肘関節屈曲
上腕三頭筋長頭	関節下結節	肘頭	橈骨神経 (C6〜8)	肘関節伸展
上腕三頭筋外側頭	上腕骨体外側面	肘頭	橈骨神経 (C6〜8)	肘関節伸展
上腕三頭筋内側頭	上腕骨体後面	肘頭	橈骨神経 (C6〜8)	肘関節伸展
肘筋	上腕骨外側上顆	尺骨上部後面	橈骨神経 (C7〜8)	肘関節伸展

前腕の筋	起始	停止	神経	作用
円回内筋 上腕頭	上腕骨内側上顆	回内筋粗面	正中神経 (C6〜7)	前腕回内・屈曲
円回内筋 尺骨頭	尺骨鈎状突起	回内筋粗面	正中神経 (C6〜7)	前腕回内・屈曲
橈側手根屈筋	上腕骨内側上顆	第2・3中手骨底	正中神経 (C6〜7)	手根の屈曲・外転
長掌筋	上腕骨内側上顆	手掌腱膜	正中神経 (C7〜T1)	手根の屈曲
尺側手根屈筋 上腕頭 尺骨頭	上腕骨内側上顆 尺骨上半部後縁	豆状骨 第5中手骨底	尺骨神経 (C8〜T1)	手根の屈曲・内転
浅指屈筋 上腕尺骨頭 橈骨頭	尺骨粗面 上腕骨内側上顆 橈骨上部前面	第2〜5中節骨底	正中神経 (C7〜T1)	第2〜5指 中節屈曲
深指屈筋	尺骨体前面 前腕骨間膜	第2〜5末節骨底	橈側：正中神経 尺側：尺骨神経 (C7〜T1)	第2〜5指 末節屈曲
方形回内筋	尺骨下部前面	橈骨下部前面	正中神経 (C7〜T1)	前腕回内
腕橈骨筋	上腕骨下部外側縁	橈骨茎状突起	橈骨神経 (C5〜6)	肘関節屈曲
長橈側手根伸筋	上腕骨外側上顆	第2中手骨底	橈骨神経 (C6〜7)	手根の伸展・外転
短橈側手根伸筋	上腕骨外側上顆	第3中手骨底	橈骨神経 (C6〜8)	手根の伸展・外転
尺側手根伸筋	上腕骨外側上顆	第5中手骨底	橈骨神経 (C7〜8)	手根の伸展・内転
回外筋	上腕骨外側上顆	橈骨上部外側面	橈骨神経 (C5〜7)	前腕回外

内寛骨筋	起　始	停　止	神　経	作　用
腸腰筋 腸骨筋　大腰筋	腸骨窩 腰椎椎体 肋骨突起	大腿骨小転子	大腿神経 （L2〜4） 腰神経叢の枝 （L1〜3）	股関節屈曲・外旋

外寛骨筋	起　始	停　止	神　経	作　用
大殿筋	腸骨外面 尾骨後面、仙骨 仙結節靭帯	大腿骨殿筋粗面 腸脛靭帯	下殿神経 （L4〜S2）	股関節伸展
中殿筋	腸骨外側面	大腿骨大転子	上殿神経 （L4〜S1）	股関節外転
小殿筋	腸骨外側面	大腿骨大転子	上殿神経 （L4〜S1）	股関節外転
大腿筋膜張筋	上前腸骨棘	腸脛靭帯	上殿神経 （L4〜S1）	股関節屈曲 下腿伸展
梨状筋	仙骨前面	大腿骨大転子	仙骨神経叢 （L5〜S2）	股関節外旋
大腿方形筋	坐骨結節	大腿骨転子間稜	仙骨神経叢 （L4〜S1）	股関節外旋

大腿の筋	起　始	停　止	神　経	作　用
縫工筋	上前腸骨棘	脛骨粗面内側部	大腿神経 (L2〜3)	股関節屈曲・外転・外旋 膝関節屈曲・内旋
大腿四頭筋 大腿直筋	下前腸骨棘	膝蓋骨に着き、膝蓋靭帯を経て脛骨粗面へ	大腿神経 (L2〜4)	膝関節伸展 大腿直筋は（大腿屈曲）にも関与
外側広筋	大腿骨粗線外側唇			
中間広筋	大腿骨体前面			
内側広筋	大腿骨粗線内側唇			
大腿二頭筋 長頭	坐骨結節	腓骨頭	脛骨神経 (L5〜S2)	股関節伸展 膝関節屈曲・外旋
大腿二頭筋 短頭	大腿骨粗線外側唇	腓骨頭	総腓骨神経 (L4〜S1)	膝関節屈曲・外旋
半腱様筋	坐骨結節	脛骨粗面内側部	脛骨神経 (L4〜S2)	膝関節伸展 膝関節屈曲・内旋
半膜様筋	坐骨結節	脛骨内側顆後面	脛骨神経 (L4〜S2)	股関節伸展 膝関節屈曲・内旋
薄筋	恥骨下枝前面	脛骨粗面内側部	閉鎖神経 (L2〜4)	股関節内転 下腿屈曲・内旋
長内転筋	恥骨体前面	大腿骨粗線内側唇	閉鎖神経 (L2〜4)	股関節内転
短内転筋	恥骨下枝前面	大腿骨粗線内側唇	閉鎖神経 (L2〜4)	股関節内転
大内転筋	坐骨結節・坐骨枝 恥骨下枝前面	大腿骨粗線内側唇 大腿骨内側上顆	閉鎖神経、坐骨神経（脛骨神経） (L3〜4)	股関節内転
恥骨筋	恥骨櫛	大腿骨恥骨筋線	大腿神経 (L2〜3)	股関節屈曲・内転
外閉鎖筋	閉鎖膜外面	大腿骨転子窩	閉鎖神経 (L3〜4)	股関節外旋・内転

下腿の筋	起　始	停　止	神　経	作　用
前脛骨筋	脛骨外側面 下腿骨間膜	内側楔状骨	深腓骨神経 (L4〜S1)	足の背屈、内反
第3腓骨筋	長趾伸筋の分束	第5中足骨底	深腓骨神経 (L4〜S1)	足の外反、背屈
腓腹筋 内側頭	大腿骨内側上顆	踵骨隆起	脛骨神経 (L4〜S2)	足の底屈
腓腹筋 外側頭	大腿骨外側上顆	踵骨隆起	脛骨神経 (L4〜S2)	足の底屈
ヒラメ筋	腓骨頭・ヒラメ 筋線	踵骨隆起	脛骨神経 (L4〜S2)	足の底屈
後脛骨筋	下腿骨間膜後面	舟状骨・全楔状骨 立方骨、第2,3中 足骨底	脛骨神経 (L5〜S2)	足の底屈、内反
足底筋	大腿骨外側上顆	踵骨腱内側縁に 癒合	脛骨神経 (L4〜S1)	足の底屈
膝窩筋	大腿骨外側上顆	脛骨上部後面	脛骨神経 (L4〜S1)	膝関節屈曲、脛 骨内旋
長腓骨筋	腓骨頭 腓骨体上部外側面	内側楔状骨 第1,2中足骨底	浅腓骨神経 (L5〜S1)	足を外反、底屈
短腓骨筋	腓骨体下部外側面	第5中足骨底	浅腓骨神経 (L5〜S1)	足を外反、底屈

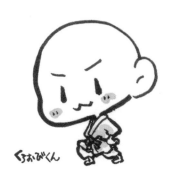

くろおびくん

Question	Answer
1 大胸筋・小胸筋は、どちらも上腕骨に停止する。	**1** ☐ ×：小胸筋は烏口突起に停止する。
2 僧帽筋上部・中部・下部の神経支配は、すべて副神経である。	**2** ☐ ○
3 肩甲挙筋、小菱形筋、大菱形筋の作用は、肩甲骨を上内方へ引くことである。	**3** ☐ ○
4 三角筋と小円筋の支配神経は、腋窩神経である。	**4** ☐ ○
5 上腕二頭筋の長頭は、烏口突起を起始とする。	**5** ☐ ×：烏口突起 → 肩甲骨関節上結節
6 上腕三頭筋の支配神経は、筋皮神経である。	**6** ☐ ×：筋皮神経 → 橈骨神経
7 上腕筋は、筋皮神経と正中神経の二重神経支配である。	**7** ☐ ×：正中神経 → 橈骨神経
8 円回内筋は、肘関節の回内と屈曲へ作用する。	**8** ☐ ○
9 橈側手根屈筋の起始～停止は、上腕骨外側上顆～第2中手骨底である。	**9** ☐ ×：外側 → 内側
10 長掌筋は手関節の屈曲と手指の屈曲に作用する。	**10** ☐ ×：手指の屈曲には作用しない。
11 深指屈筋は、正中神経と尺骨神経の二重神経支配である。	**11** ☐ ○
12 腕橈骨筋は、肘関節の屈曲と手関節の屈曲に作用する。	**12** ☐ ×：手関節には作用しない。
13 尺側手根伸筋の停止部は、第5中手骨底と豆状骨である。	**13** ☐ ×：豆状骨には付着しない。
14 大殿筋、中殿筋、小殿筋は、すべて下殿神経に支配される。	**14** ☐ ×：小・中殿筋は上殿神経
15 縫工筋は、股関節の内旋にも作用する。	**15** ☐ ×：股関節屈曲・外転・外旋に働く。
16 大腿四頭筋の支配神経は、大腿神経である。	**16** ☐ ○
17 大腿直筋の起始部は、下前腸骨棘である。	**17** ☐ ○

18 大腿二頭筋の長頭、短頭ともに腓骨頭に停止する。　**18** ☐ ○

19 大腿二頭筋の長頭、短頭は、ともに脛骨神経支配である。　**19** ☐ ×：短頭は総腓骨神経に支配される。

20 半腱様筋は鵞足形成に関与し、膝関節の屈曲・内旋に作用する。　**20** ☐ ○

21 薄筋は鵞足形成に関与し、脛骨粗面外側に停止する。　**21** ☐ ×：外側 → 内側

22 大内転筋は、閉鎖神経と大腿神経の二重神経支配である。　**22** ☐ ×：大腿神経 → 脛骨神経

23 前脛骨筋は外側楔状骨に停止し、足関節の背屈かつ内反に作用する。　**23** ☐ ×：外側 → 内側

24 下腿三頭筋の神経支配は、脛骨神経と浅腓骨神経である。　**24** ☐ ×：脛骨神経のみに支配される。

25 ヒラメ筋の起始〜停止は、大腿骨外側上顆〜踵骨隆起である。　**25** ☐ ×：大腿骨外側上顆 → 腓骨頭

26 膝窩筋は、大腿骨外側上顆を起始とし、膝関節屈曲と脛骨内旋に作用する。　**26** ☐ ○

27 長・短腓骨筋の支配神経は、浅腓骨神経である。　**27** ☐ ○

28 短腓骨筋は、第1、2中足骨底に停止する。　**28** ☐ ×：第5中足骨底に停止する。

29 腰方形筋の停止部は第12肋骨である。　**29** ☐ ○

30 棘上筋の停止部は、小結節である。　**30** ☐ ×：小結節 → 大結節

31 肩甲下筋の起始部は、肩甲下窩である。　**31** ☐ ○

32 大腿四頭筋の停止部は、脛骨粗面である。　**32** ☐ ○

33 長・短腓骨筋の作用は、足の外反・底屈である。　**33** ☐ ○

Column

自己の内の非自己

　皮膚は自己と非自己を境するものと講義で説明していま
す。しかし、腸内細菌のように体内に生息するものもいま
す。これらも自己と認識するか否か。悩ましい。
表皮は自己の最外側にあって、角化細胞が石垣がごとくに
配列しています。この形態は、筋肉組織も同じです。
　表皮の内側には真皮という結合織があり、線維芽細胞が
放出したコラーゲンとプロテオグリカンで満たされたマト
リックスに線維芽細胞がばらまかれております。これは、
まさに、骨組織と同一です。
　我が地球も宇宙というマトリックスの内に漂う一つの
星、なんと神秘。

柔整国試 でるポとでる問

PART 2 生理学

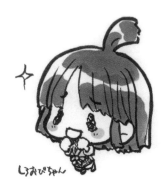

しすみぴちゃん

1 ▶生理学の基礎

☐ 生理学は生物体の（機能）について研究する学問である。

☐ 内部環境が一定に保たれる仕組みを（ホメオスタシス）（恒常性）といい、主に（負のフィードバック）機構による調節を受ける。内部環境とは（細胞外液）の状態をさす。

☐ 人体は約（60兆）個の細胞により構成される。

☐ 生物体の基本単位は（細胞）で、平均的大きさは（10〜30）μmである。

☐ 細胞は（細胞質）と（核）から構成され（細胞膜）で囲まれており、細胞質中には特定の構造と特定の機能を有する（細胞内小器官）が存在する。

☐ 細胞膜は（リン脂質）を主成分とする（脂質二重層）で構成され、この中に（蛋白質）が組み込まれた構造をとる。

☐ 細胞膜の蛋白質はイオンの受動輸送を担う（イオンチャネル）、イオンの能動輸送を担う（イオンポンプ）、細胞外の特定の物質を特異的に結合する（レセプター）、触媒作用をもつ（酵素）などの働きをもつ。

☐ 細胞膜は、物質の種類によって透過性が異なる（選択的透過）性をもつ。

☐ DNA〔（デオキシリボ核酸）〕は核内にある（遺伝情報）をもつ物質で、（2重らせん）構造をとる。

☐ 核膜は（2）重の膜で構成され、多数の（核膜孔）が存在する。

☐ 核に存在する核小体は（リボソームRNA）（rRNA）合成の場である。

☐ ヒトの染色体数は（46）本で、（常）染色体（44）本と性の決定に関わる（性）染色体（2）本からなる。

☐ DNAを構成する塩基は、（アデニン）（A）、（チミン）（T）、（グアニン）（G）、（シトシン）（C）である。

☐ RNAを構成する塩基は、（アデニン）（A）、（ウラシル）（U）、（グアニン）（G）、（シトシン）（C）である。

☐ DNAは（2）本鎖であるが、RNAは（1）本鎖である。

☐ DNAの遺伝情報をmRNA（メッセンジャーRNA）に写し取ることを（転写）といい、mRNAからリボソームでタンパクを合成することを（翻訳）という。

☐ RNAには、転写に関わる（mRNA）、アミノ酸を運ぶ（tRNA）、リボソームの構成成分である（rRNA）などがある。

□　以下の細胞内小器官の働きに関する表を暗記せよ!!

細胞内小器官	機能
ミトコンドリア	（ATPの合成）
粗面小胞体	（蛋白質合成に関与）
ゴルジ装置	（分泌蛋白顆粒の濃縮）
リボソーム	（蛋白質の合成）
リソソーム	（細胞内消化）
中心小体	（有糸分裂）

□　ミトコンドリアは内膜と外膜の二重膜で覆われ、内膜のひだを（クリステ）という。また、ミトコンドリアは独自の（DNA）を持ち、細胞内で（分裂増殖）する。

□　粗面小胞体の表面には（リボソーム）が存在する。

□　細胞骨格は（細胞質）に存在する網の目状、束状の構造で、（細胞構造）の維持、細胞内物質の（輸送）、（形態）形成などに関与する。

□　細胞骨格には、（マイクロ）フィラメント（アクチンフィラメント）、（中間径）フィラメント、（微小管）などがある。

□　細胞内外の物質の濃度勾配に従う移動を（受動輸送）といい、濃度勾配あるいは電位勾配に従って移動する（拡散）、半透膜を介して溶媒が低濃度な場所から高濃度な場所に移動する（浸透）、圧によって水や小さな物質が孔を通って移動する（ろ過）などがある。

□　エネルギーを使い濃度勾配に逆らう移動を（能動輸送）といい、例としてナトリウムポンプによる（Na^+）の細胞外への輸送、（K^+）の細胞内への輸送がある。

□　細胞外液に存在する物質が、細胞膜でつくられる小胞に取込まれて細胞内に移動する過程を（エンドサイトーシス）といい、（飲）作用と（食）作用がある。

□　細胞の中で小胞内に包み込まれている物質が、その小胞の細胞膜への融合、融合部の外部への開口によって小胞内の内容が細胞外へ放出される過程は（エクソサイトーシス）（開口分泌）という。

□　エクソサイトーシス、エンドサイトーシスによる物質の移動には、（ATP）が供給するエネルギーが必要である。

★膠質浸透圧

浸透圧とは、濃度の異なる溶液を半透膜（小さな分子のみが通過できる孔があいた膜）で仕切った際に、同じ濃度になろうとして溶媒が移動する力である。血管壁は半透膜であり、アルブミンなどの血漿蛋白は大きいので血管壁を通過できない。血管内のアルブミン濃度を薄めようとして血管外から水分が流入する。この力を膠質浸透圧という。

1 ▶生理学の基礎 Q&A

Question	Answer
1 ホメオスタシスでは正のフィードバック機構が重要である。	**1** ☐ ×：正 → 負
2 内部環境を一定に保つ仕組みをホメオスタシスという。	**2** ☐ ○
3 内部環境とは細胞内液の状態をさす。	**3** ☐ ×：細胞内液 → 細胞外液
4 フィードバック機構は内部環境を一定に保つ方向に働く。	**4** ☐ ○
5 ヒトの染色体数は44本である。	**5** ☐ ×：44本 → 46本
6 男性の性染色体はXXで構成される。	**6** ☐ ×：XX → XY
7 DNAからmRNAが作られることを翻訳という。	**7** ☐ ×：翻訳 → 転写
8 RNAの塩基配列に基づきアミノ酸がつながることを転写という。	**8** ☐ ×：転写 → 翻訳
9 DNAの塩基配列にしたがって蛋白質が生成される。	**9** ☐ ○
10 mRNAは、蛋白合成の時にアミノ酸をリボソームへ運ぶ。	**10** ☐ ×：mRNA → tRNA（運搬RNA）
11 RNAは2本の鎖状である。	**11** ☐ ×：2本 → 1本。DNAは2本鎖構造をとる。
12 DNAの塩基にはウラシルが含まれる。	**12** ☐ ×：含まれない。ウラシルはRNAに含まれる。
13 細胞膜は蛋白分子の二重層で構成される。	**13** ☐ ×：蛋白分子 → リン脂質。細胞膜は脂質二重層。
14 細胞膜は選択的な透過性をもつ。	**14** ☐ ○
15 細胞膜に存在しないものを選べ。【酵素、小胞体、受容体、ポンプ】	**15** ☐ 小胞体 小胞体は細胞内小器官である。
16 細胞膜の機能でないものを選べ。【脂質の拡散、免疫抗体、受容体、イオンチャネル】	**16** ☐ 免疫抗体：主に体液中に存在する。
17 ミトコンドリアはATPを産生する。	**17** ☐ ○

18 リボソームは細胞内消化を行う。	**18** ☐ ×：リボソームは蛋白質合成を行う。
19 リソソームは蛋白質を合成する。	**19** ☐ ×：リソソームは 細胞内消化を行う。
20 粗面小胞体はDNA合成を行う。	**20** ☐ ×：粗面小胞体上のリボソームで蛋白合成を行う。
21 中心小体は蛋白合成に重要な役割を担う。	**21** ☐ ×：蛋白合成 → 細胞分裂
22 ゴルジ装置は分泌物の濃縮に関与する。	**22** ☐ ○
23 小胞体は内膜と外膜の二重膜で覆われる。	**23** ☐ ×：小胞体 → ミトコンドリア
24 濃度勾配に従う物質の移動を能動輸送という。	**24** ☐ ×：能動輸送 → 受動輸送
25 受動輸送ではATP（エネルギー）が必要である。	**25** ☐ ×：ATPは不要である。
26 イオンポンプによるイオンの移動は能動輸送である。	**26** ☐ ○
27 拡散、ろ過、浸透、イオンポンプによる輸送は受動輸送である。	**27** ☐ ×：イオンポンプ → イオンチャネル
28 気体や液体中の物質が濃度勾配に従って拡がる現象をろ過という。	**28** ☐ ×：ろ過 → 拡散
29 半透膜を介し濃度の異なる溶液が接した時、濃度の低い側から高い側に溶媒が移動する現象を浸透という。	**29** ☐ ○
30 Na^+とCa^+の濃度は細胞内に比べ細胞外で高い。	**30** ☐ ○
31 K^+の濃度は細胞内に比べ細胞外で高い。	**31** ☐ ×：高い → 低い。K^+は細胞内で多い。

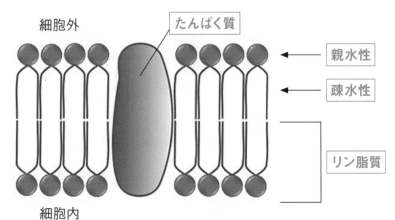

図2-1：細胞膜の構造

2 ▶血液の生理学

☐ 血液は酸素や栄養素などの（運搬）機能、内部環境を一定に保つ（ホメオスタシス）の機能、出血時の（止血）機能、生体防御機構である（免疫）機能などをもつ。

☐ 全血液量は体重の（8）％であり、液体成分である（血漿）と細胞成分である（血球）からなる。

☐ 血漿から（フィブリノーゲン）を除いた部分を血清という。

☐ 血漿は（0.9）％の食塩水（生理食塩水）と等張(浸透圧が等しい)である。

☐ 血漿蛋白には、膠質浸透圧※の維持に関わる（アルブミン）や、抗体を含む（グロブリン）、血液凝固に関わる（フィブリノーゲン）などがある（※P77参照）。

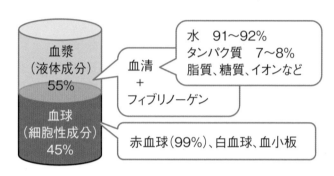

図2-2：血液の構成

☐ アルブミンはpHの急激な変動を抑える（緩衝）作用や、血中の栄養素やホルモン、薬物などと結合して（運搬）する作用ももつ。

主な血漿蛋白	特徴
アルブミン	（肝臓）で合成され、血漿タンパクのなかで最も（多い）（60％）。（膠質浸透圧）の維持、（緩衝）作用、（栄養）機能、（担送）機能などに関与する。
グロブリン	α1、α2、β、γ－グロブリンがある。γ－グロブリンには、（免疫グロブリン）（抗体）が含まれる。
フィブリノーゲン	トロンビンにより（フィブリン）（線維素）となり、（血液凝固）に関与する。

☐ 血球は（骨髄）で（造血幹細胞）から産生される。これを（造血）という。

☐ 胎児期には、（肝臓）や（脾臓）などでも造血が行われる。

☐ 赤血球は（円盤）状の細胞で、（核）を持たない。

☐ 赤血球は、鉄（Fe）を有する（ヘム）と蛋白質である（グロビン）からなる赤色の（ヘモグロビン）を含み、（酸素）と結合して運搬する。

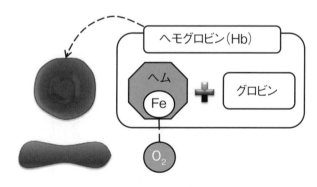

図2-3：赤血球の形態と成分

☐ 赤血球の新生は、酸素分圧の低下により（腎臓）から分泌される（エリスロポエチン）により促進される。

☐ 赤血球の寿命は約（120日）で（脾臓）などで破壊される。→（溶血）

☐ 溶血により放出されたヘモグロビンは（ヘム）と（グロビン）に分解され、（ヘム）から黄色の（ビリルビン）が生成する。これが（アルブミン）と結合して（肝臓）まで運ばれ、代謝される。（第5章 消化と吸収 参照）

☐ （好中球）は白血球中最も多く、（貪食）作用をもつ。

☐ 好塩基球は（ヘパリン）や（ヒスタミン）を放出し、アレルギー反応に関与する。

☐ 単球は（マクロファージ）に分化し、強力な（貪食）作用を示す。

☐ B細胞は（形質細胞）に分化して（抗体）を産生し、（液性）免疫（体液性免疫）を担う。

☐ （ヘルパー）T細胞（Th）は、他の免疫細胞を活性化する。

☐ （細胞傷害性）T細胞（Tc）は、ウイルス感染細胞や腫瘍細胞を破壊し、（細胞性）免疫を担う。

☐ 血小板は（無核）細胞で、血管損傷部位に（粘着・凝集）し、（止血）作用を示す。

★ 抗体の種類と特徴

抗体	特徴
IgM	免疫応答の（初期）に産生される。（5）量体として存在する。
IgG	抗体の中で最も（多い）。（胎盤）を通過できる。
IgA	（分泌液）中に含まれる。（2）量体。
IgE	（Ⅰ型アレルギー）反応に関与する。
IgD	機能はよくわかっていない。

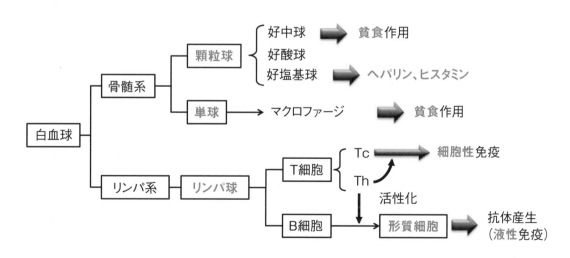

図2-4：白血球の種類と機能

□　ABO式血液型は、赤血球膜の（A凝集原）と（B凝集原）の有無によって決定される。

□　ABO式血液型では、血清中に、持っていない凝集原に対する（凝集素）（抗体）が存在する。

□　A型の血清中には（β凝集素）が存在するため、その血漿中にB型赤血球が混じると、（β凝集素）とB凝集原が反応して（抗原抗体反応）、B型赤血球の（凝集・溶血）を起こす。

血液型	A型	B型	O型	AB型
遺伝子型	（AA）または（AO）	（BB）または（BO）	（OO）	（AB）
赤血球表面の抗原（凝集原）	（A凝集原）	（B凝集原）	（なし）	（A凝集原・B凝集原）
血清中の抗体（凝集素）	（β凝集素）	（α凝集素）	（α凝集素）（β凝集素）	（なし）

□　Rh式血液型では、赤血球表面にD凝集原（抗原）を持つ場合を（Rh陽性）、持たない場合を（Rh陰性）と分類する。

□　日本ではRh（陽性）の割合が99％以上を占める。

□　Rh（陰性）の母体がRh（陽性）の胎児を妊娠し、胎児血が母体内へ流入した場合、母体内で（抗Rh凝集素）が産生され、これが次の妊娠で胎児（Rh陽性）に移行し、（新生児溶血性疾患）を起こすことがある。

★　血液凝固因子

因子番号：慣用名		
Ⅰ：（フィブリノーゲン）	Ⅴ：不安定因子	Ⅹ：スチュワート因子
Ⅱ：（プロトロンビン）	Ⅶ：プロコンバーチン	Ⅺ：PTA
Ⅲ：（組織トロンボプラスチン）	Ⅷ：（抗血友病因子）	Ⅻ：（ハーゲマン因子）
Ⅳ：（カルシウムイオン）	Ⅸ：（クリスマス因子）	ⅩⅢ：フィブリン安定因子

①血管損傷部位に粘着した（血小板）が（ADP）などを放出して（血小板凝集）を促進し、血小板血栓が形成される。

②その後、血液の異物面接触による（内因性）や、組織液流入による（外因性）の機序で連鎖的な血液凝固反応が開始する。

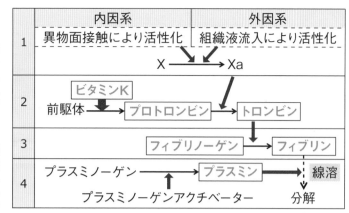

	内因系	外因系
1	異物面接触により活性化	組織液流入により活性化
	X → Xa	
2	ビタミンK 前駆体 → プロトロンビン → トロンビン	
3	フィブリノーゲン → フィブリン	
4	プラスミノーゲン → プラスミン → 線溶 プラスミノーゲンアクチベーター　　　分解	

③いずれの機序もX因子を活性化し、活性化X因子（Xa）により、プロトロンビンが活性化され（トロンビン）になる。

④トロンビンは（フィブリノーゲン）（線維素原）を活性化して（フィブリン）（線維素）とし、線維素による網の目構造により血小板血栓が補強される。

⑤損傷部位の修復に伴い、プラスミノーゲンがプラスミノーゲンアクチベーターにより活性化されて、（プラスミン）となり、（フィブリン）を分解し、血栓を除去する。これを（線維素溶解）現象（線溶）という。

☐ 血液凝固因子のいくつかは（肝臓）で（ビタミンK）依存的に合成される。

☐ 外因系血液凝固系の指標として、（プロトロンビン）時間（PT）が、内因系の指標として（活性化部分トロンボプラスチン）時間（APTT）が用いられる。

★　基準値

赤血球	男：（500万）/ mm³ 女：（450万）/ mm³	血漿タンパク		（7.5）g/dL （Alb：4.0〜5.0 g/dL）
Ht	男：（45）% 女：（40）%	空腹時血糖（0.1%）		（70〜110）mg/dL
Hb	男：（14〜18）g/dL 女：（12〜16）g/dL	脂質 （1%）	総コレステロール	（130〜220）mg/dL未満
白血球	（3500〜9000）/ mm³ （好中球：40〜60%）		中性脂肪	（30〜150）mg/dL未満
血小板	（12〜40万）/ mm³	血液凝固時間		PT：（10〜20）秒、 APTT：（30〜50）秒

Ht：ヘマトクリット、Hb：ヘモグロビン濃度、Alb：アルブミン

▶血液の生理学 Q&A

Question	Answer

1 血漿は細胞外液の一種で、体重の約5%を占める。

1 ☐ ◯

2 全血液量は体重の約15%である。

2 ☐ ×：約15% → 約8%。

3 血漿には、フィブリノーゲンが含まれていない。

3 ☐ ×：含まれる。血清には含まれていない。

4 血漿蛋白には、栄養機能、免疫機能、担送機能、造血機能がある。

4 ☐ ×：造血機能はない。

5 グルコースは血漿の緩衝作用を持つ。

5 ☐ ×：重炭酸イオン、血漿蛋白、ヘモグロビンなどが血漿の緩衝作用に関与する。

6 血液は、血液ガスや栄養素、体熱、インパルスの運搬に関わる。

6 ☐ ×：インパルス（活動電位）は運搬しない。

7 グロブリンは血漿膠質浸透圧の維持に関与する。

7 ☐ ×：グロブリン → アルブミン

8 アルブミンは血液凝固に関与する。

8 ☐ ×：アルブミン → フィブリノーゲン

9 アルブミンは腎臓で合成される血漿蛋白である。

9 ☐ ×：腎臓 → 肝臓

10 生理食塩水の濃度は0.9%で、血漿と等張である。

10 ☐ ◯

11 胎児では肝臓でも造血が行われる。

11 ☐ ◯

12 血球は脾臓で造血幹細胞から産生される。

12 ☐ ×：脾臓 → 骨髄

13 赤血球は球形の無核細胞である。

13 ☐ ×：球形 → 円盤状

14 赤血球の寿命は約10日である。

14 ☐ ×：10日 → 120日

15 リンパ球は貪食作用を特徴とする白血球である。

15 ☐ ×：リンパ球 → 好中球、マクロファージ

16 赤血球中のヘモグロビンの割合をヘマトクリット（Ht）という。

16 ☐ ×：Htは血液中の血球の割合である。

17 ヘモグロビンはグロビンタンパクに鉄が結合したものである。

17 ☐ ×：鉄 → ヘム（鉄はヘムの中に含まれる）

18 ヘモグロビンは酸素と結合して、血液中の酸素を運搬する。

18 □ ○

19 プラスミノーゲンは赤血球の産生調節に関与する。

19 □ ×：プラスミノーゲン → エリスロポエチン

20 老朽化赤血球は、主に腎臓で破壊される。

20 □ ×：腎臓 → 脾臓

21 ヘモグロビンが分解されるとビリルビンを生じる。

21 □ ○

22 リンパ球は、顆粒球の一種である。

22 □ ×：顆粒球 → 無顆粒白血球

23 単球は組織で形質細胞に分化する。

23 □ ×：形質細胞 → マクロファージ

24 好中球は血液中で、最も多い血球である。

24 □ ×：好中球 → 赤血球

25 好酸球は、アレルギー疾患や寄生虫の感染症で増加する。

25 □ ○

26 好塩基球はヘパリンやヒスタミンを不活性化する。

26 □ ×：不活性化 → 分泌

27 B細胞は主に細胞性免疫に関与する。

27 □ ×：細胞性免疫 → 液性免疫

28 T細胞は、形質細胞に分化して抗体を産生する。

28 □ ×：T細胞 → B細胞

29 抗体が関わる免疫を細胞性免疫という。

29 □ ×：細胞性免疫 → 液性免疫

30 IgEは肥満細胞に結合し、アレルギー反応を引き起こす。

30 □ ○

31 IgMは外分泌液に含まれ、局所免疫を担う。

31 □ ×：IgM → IgA

32 IgAは5量体として、分泌液中に多く含まれる。

32 □ ×：5量体 → 2量体

33 血小板は有核細胞である。

33 □ ×：有核細胞 → 無核細胞

34 血小板は血管傷害部位に粘着し、止血を行う。

34 □ ○

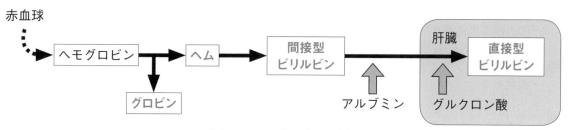

図2-5：ヘモグロビンの分解

35 赤血球膜にA凝集原をもつ場合、A型となる。

35 ☐ ○

36 O型の赤血球膜にはAとB両方の凝集原が存在する。

36 ☐ ×：A、Bいずれの凝集原も存在しない。

37 A型の血清中にはα凝集素が遺伝性に存在する。

37 ☐ ×：α凝集素 → β凝集素

38 AB型の血清中にはA、Bいずれの凝集素も存在しない。

38 ☐ ○

39 B型の血漿中にA型赤血球が混じると、A型赤血球は凝集する。

39 ☐ ○：B型血清中のα凝集素と反応する。

40 O型の血漿中にB型赤血球が混じると、B型赤血球は凝集しない。

40 ☐ ×：O型血清中のβ凝集素と反応し凝集する。

41 AB型の血漿にO型赤血球が混じると、O型赤血球は凝集する。

41 ☐ ×：O型赤血球は凝集原がないため、凝集しない。

42 O型の遺伝子型はOOまたはBOである。

42 ☐ ×：OOのみ。BOはB型になる。

43 Rh陰性の血清中にはRh抗原に対する抗体が遺伝性に存在する。

43 ☐ ×：遺伝性には存在しない。

44 新生児溶血性疾患は母体がRh-で胎児がRh+の場合に生じる。

44 ☐ ○

45 日本では99%以上がRh陰性である。

45 ☐ ×：Rh陰性 → Rh陽性

46 血管が障害されると白血球が傷害部位に粘着する。

46 ☐ ×：白血球 → 血小板

47 血小板から放出されたADPは、血小板の凝集を促進する。

47 ☐ ○

48 血液凝固因子の多くは肝臓で合成される。

48 ☐ ○

49 血液凝固因子の合成にはビタミンAの作用が必須である。

49 ☐ ×：ビタミンA → ビタミンK

50 血液がコラーゲンなどの異物と接触すると、外因系の血液凝固機構が開始する。

50 ☐ ×：外因系 → 内因系

51 組織トロンボプラスチンは内因系の血液凝固反応を誘発する。

51 ☐ ×：内因系 → 外因系

52 アルブミンは血液凝固に関与する。

52 ☐ ×：関与しない。

53 カリウムは血液凝固を促進する。

53 □ ×：カリウム → カルシウム
（血液凝固第Ⅳ因子）

54 フィブリンの作用により一次血栓が形成される。

54 □ ×：一次血栓 → 二次血栓

55 ハーゲマン因子は血液凝固因子の一つである。

55 □ ○：第XII因子

56 プラスミンは血液凝固因子の一つである。

56 □ ×：プラスミンは線溶を起こす因子
である。

57 フィブリノーゲンは線維素を溶解する。

57 □ ×：フィブリノーゲン
→ プラスミン

58 プラスミンによりフィブリンが分解されることを
溶血という。

58 □ ×：溶血
→ 線維素溶解現象（線溶）

59 プラスミンは抗凝固作用をもつ。

59 □ ×：プラスミンは線溶を起こす。

60 ヘパリンは血液凝固を抑制する。

60 □ ○：ヘパリンはトロンビンの
作用を抑制する。

61 赤血球数、白血球数、血小板数の基準値に男女差
はない。

61 □ ×：赤血球数の基準値には男女差が
ある。

62 ヘマトクリット値の基準値は男性の方が女性より
大きい。

62 □ ○

63 血液凝固時間の基準値に男女差はない。

63 □ ○

64 外因系の血液凝固系に異常があると、APTTが延長
する。

64 □ ×：外因系 → 内因系

65 白血球の正常値はどれか。
【500, 5000, 15万, 500万 /mm³】

65 □ 5000 /mm³
（基準値3500〜9000 /mm³）

66 空腹時血糖の正常値はどれか。
【50, 75, 126, 200 mg/dL】

66 □ 75 mg/dL
（基準値70〜109 mg/dL）

67 血漿タンパクの基準値はどれか。
【4.5, 7.5, 20, 70 mg/dL】

67 □ 7.5 mg/dL

68 ヘマトクリットの基準値はどれか。
【30, 45, 60, 75 ％】

68 □ 45％

69 血漿浸透圧が低下すると（低張液）、溶血が誘発さ
れる。

69 □ ○：細胞外液が細胞内に流入し、赤
血球が破裂する。

70 黄疸は血液中のビリルビンの増加により生じる。

70 □ ○：皮膚や粘膜が黄染する症状を黄
疸という。

3 ▶ 循環の生理学

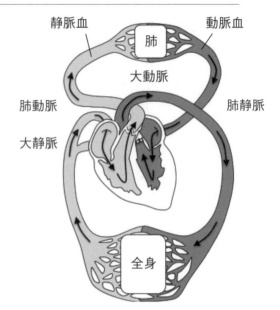

- □ 心筋は自身で収縮と弛緩を繰り返す能力があり、これを心筋の（自動性）という。

- □ 心筋は組織学的に（固有）心筋と（特殊）心筋からなり、後者は興奮の生成と興奮伝導を司る（刺激伝導系）（興奮伝導系）を構成する。

- □ 刺激伝導系は、ペースメーカー（歩調とり）である（洞房結節）、（房室結節）、（ヒス束）、（右脚・左脚）、（プルキンエ線維）からなる（特殊）心筋により構成される。

- □ 心臓内を伝わる電気的興奮を体表面の電極から記録したものを（心電図）（ECG）という。

- □ 心筋は、刺激の強さがある値以上であれば、いつも同じ強さで収縮する「（全か無かの法則）」に従う。

図2-6：血液循環

- □ 心筋が興奮している間は、刺激を加えても収縮しない。これを（不応期）という。

- □ 静脈還流量の増加により心筋が伸展されると、より強い張力を生じ1回拍出量が（増加）することを（スターリングの心臓）の法則という。

- □ 心電図においてP波は（心房）の興奮（脱分極）を、QRS波は（心室）の興奮を、T波は心室の（再分極）を表す（図2-7）。

- □ 心電図においてPQ（PR）間隔は（房室間興奮伝導時間）を表す。

- □ 房室ブロックではPQ間隔が（延長）し、WPW症候群ではPQ間隔が（短縮）する。

- □ 心拍数は（1分間）の心臓の収縮回数であり、心電図の（RR間隔）により求められる。

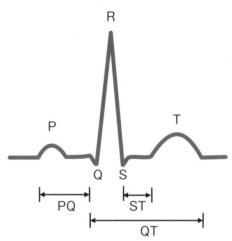

図2-7：正常心電図

□ 心筋は周期的に収縮と弛緩を繰り返す。これを（心周期）という。

①心房収縮期	（心房）の電気的脱分極（P波）により、（心房筋）の収縮が開始される。
②等容性収縮期	（心室）の脱分極（QRS波）→ 心室筋収縮 → 心室圧 ＞（心房）圧となり（房室）弁閉鎖（Ⅰ音） すべての弁が閉鎖し、心室内容量が変わることなく心室内圧が急激に上昇する。
③駆出期	心室圧 ＞ 動脈圧となり（動脈）弁開放 → 心室内血液の駆出
④等容性弛緩期	心室圧 ＜ 動脈圧となり（動脈）弁閉鎖（Ⅱ音） 心室圧 ＞（心房）圧であるため、房室弁は閉鎖したまま（心室）が弛緩
⑤充満期	心室圧 ＜（心房）圧となり（房室）弁開放 → 心房から（心室）に血液が流入

□ 正常心音には、房室弁の閉鎖時に聴かれる（Ⅰ音）と動脈弁の閉鎖時に聴かれる（Ⅱ音）がある。

□ 血圧上昇により（頸動脈洞）や（大動脈弓）にある圧受容器が興奮すると、求心性神経を介して（延髄）の心臓中枢を刺激し、これが迷走神経を介して心拍数を（低下）させる。

□ 静脈還流量の（増加）により右心房壁の伸展受容器（低圧受容器）が興奮すると、（迷走）神経を介して心臓中枢を刺激し、これが（交感）神経を介して心拍数を増加させる（ベーンブリッジ反射）。

□ 血中のO_2の（低下）やCO_2の（上昇）により、（頸動脈小体）や（大動脈小体）の化学受容器が興奮すると、求心性神経を介して心臓中枢を刺激し、これが（交感）神経を介して心拍数を増加させる。

□ 血管は、機能により大動脈などの（弾性）血管系、細動脈の（抵抗）血管系、毛細血管の（交換）血管系、静脈の（容量）血管系に分けられる。

□ 血圧は、血圧 ＝（心拍出量）×（末梢血管抵抗）で表される。

□ 心臓が収縮している時の血圧（収縮期血圧）が（最高）血圧であり、心臓が拡張期している時の血圧（拡張期血圧）が（最低）血圧である。

□ 最高血圧と最低血圧の差を（脈圧）といい、拡張期血圧に（脈圧の1/3）を加えたものを平均血圧という。

□ 血圧は（大動脈）が最も高く、末梢に行くほど（低下）していき、（大静脈）ではほぼゼロである。
（大動脈 ＞ 動脈 ＞ 細動脈 ＞ 毛細血管 ＞ 細静脈 ＞ 静脈 ＞ 大静脈）

3 ▶ 循環の生理学 Q&A

❶ 肺動脈は酸素を多く含む血液（動脈血）が流れる。

❷ 右房室弁は僧帽弁であり、左房室弁は三尖弁である。

❸ 刺激伝導系は、横行小管、房室結節、左右脚、洞房結節から構成される。

❹ 刺激伝導系の終末はプルキンエ線維である。

❺ 刺激伝導系は固有心筋から構成される。

❻ 刺激伝導系は房室結節が歩調とりとなる。

❼ 刺激伝導系は自律神経により構成される。

❽ 房室結節の興奮は心房へと伝えられる。

❾ 心電図は刺激伝導系を可視化したものである。

❿ P波は心室の興奮を表す。

⓫ QRS波は心房全体に興奮が広がる時間である。

⓬ 心電図においてPQ間隔は房室伝導時間を表す。

⓭ 心電図のT波は心室の脱分極を反映する。

⓮ 心電図から1回拍出量は得ることができない。

⓯ 心臓の絶対不応期に刺激を加えると、さらに心筋の収縮が起こる。

⓰ 心周期の駆出期には心室内圧が動脈圧より高くなる。

⓱ 駆出終了後に動脈弁が閉じ、第Ⅰ音が聴取される。

⓲ 心周期の等容性収縮期に第Ⅱ音が聴取される。

⓳ 心周期の等容性収縮期には動脈弁は閉鎖している。

❶ □ ×：酸素が少ない静脈血が流れる。

❷ □ ×：右房室弁：三尖弁、
左房室弁：僧帽弁

❸ □ ×：横行小管は含まれない。
骨格筋の構造。

❹ □ ○

❺ □ ×：固有心筋 → 特殊心筋

❻ □ ×：房室結節 → 洞房結節

❼ □ ×：自律神経 → 特殊心筋

❽ □ ×：心房の興奮が房室結節へと伝えられる。

❾ □ ○

❿ □ ×：心室 → 心房

⓫ □ ×：心房全体 → 心室全体

⓬ □ ○

⓭ □ ×：脱分極 → 再分極

⓮ □ ○

⓯ □ ×：絶対不応期では如何に大きな刺激でも反応しない。

⓰ □ ○

⓱ □ ×：第Ⅰ音 → 第Ⅱ音

⓲ □ ×：第Ⅱ音 → 第Ⅰ音
（房室弁が閉じる音）

⓳ □ ○

20 心周期の等容性弛緩期に心房から心室に血液が流入する。

20 □ ×：全ての弁は閉じており、血液の移動はない。

21 心周期の駆出期には、心室内圧は最も低くなる。

21 □ ×：低く → 高く

22 心周期の駆出期には、心電図上でQRS波が認められる。

22 □ ×：QRS波は等容性収縮期の開始時にみられる。

23 等容性弛緩期では心室内圧は心房内圧よりも低い。

23 □ ×：低い → 高い

24 心室内圧が心房内圧より低くなると房室弁が閉じる。

24 □ ×：閉じる → 開く

25 心臓神経の中枢は間脳の視床にある。

25 □ ×：間脳の視床 → 延髄

26 静脈還流量の増加によって1回拍出量が増加する。

26 □ ○：ベーンブリッジ反射

27 迷走神経は洞房結節興奮の頻度を増加させる。

27 □ ×：増加 → 低下

28 交感神経は心臓機能の抑制をもたらす。

28 □ ×：抑制 → 促進

29 静脈は交換血管系に属する。

29 □ ×：交換血管系 → 容量血管系

30 平均血圧は拡張期血圧と収縮期血圧の和を2で割ったものである。

30 □ ×：拡張期血圧と脈圧の1/3の和である。

31 毛細血管は最も圧が低い。

31 □ ×：毛細血管 → 大静脈

32 収縮期血圧は動脈弾性の低下により上昇する。

32 □ ○：加齢により動脈弾性が低下し（動脈硬化）、血圧が上昇する。

33 心拍出量増加によって血圧が上昇する。

33 □ ○：血圧
＝ 心拍出量 × 末梢血管抵抗

34 肺動脈の血圧は大動脈とほぼ等しい。

34 □ ×：肺動脈圧は大動脈圧に比べ著しく低い。

35 動脈圧は心臓の拍動よらず一定である。

35 □ ×：心臓の拍動によって変動する。

36 心室拡張期には大動脈が収縮し、末梢組織に血液を拍出する。

36 □ ○：心収縮期に大動脈に流入した血液は、動脈の弾性により心拡張期に末梢に送り出される。

4 ▶呼吸の生理学

□ 呼吸には、外界から酸素（O_2）を血液中に取り入れ、二酸化炭素（CO_2）を放出する（外呼吸）と、血液中のO_2を組織に与え、組織から放出されたCO_2を血液中に取り込む（内呼吸）がある（図2-8）。

□ 肺への空気の出し入れを（換気）といい、息を吸う（吸息）と息を吐く（呼息）とに分けられる。

□ 安静時呼吸において、一回の吸入で入ってきた空気量を（一回換気量）といい、その量は約（450）mlである。

□ 安静吸気位からさらに吸うことができる空気量を（予備吸気量）、安静呼気位からさらに吐くことができる空気量を（予備呼気量）という。

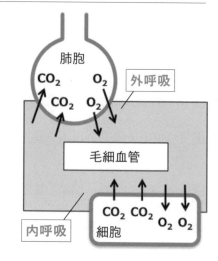

図2-8：外呼吸と内呼吸

□ 安静呼気後肺内に残る空気量を（機能的残気量）といい、最大呼気後肺内に残る空気量を（残気量）という。

□ 最大吸気位から吐き出せる最大の空気量を（肺活量）といい、最大吸気位から「できるだけはやく」吐き出せる最大の空気量を（努力肺活量）という。この時最初の1秒間で吐き出した空気量を（1秒量）といい、努力肺活量に対する割合を（1秒率）という。

□ 一回の換気において全ての空気が肺胞まで到達するわけではなく、一回換気量約450 mlのうち約（150）mlはガス交換に関与しない。これを（死腔）量といい、実際に肺胞へ到達する空気量を（肺胞換気量）という。

□ 肺胞内のO_2［PO_2：（100）mmHg］は、より分圧の低い静脈血中［PO_2：（40）mmHg］に（拡散）により移動する。一方、静脈血中のCO_2［PCO_2：（46）mmHg］は、より分圧の低い肺胞［PCO_2：（40）mmHg］に（拡散）により移動する。

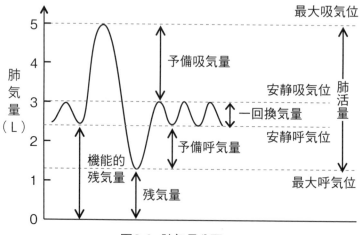

図2-9：肺気量分画

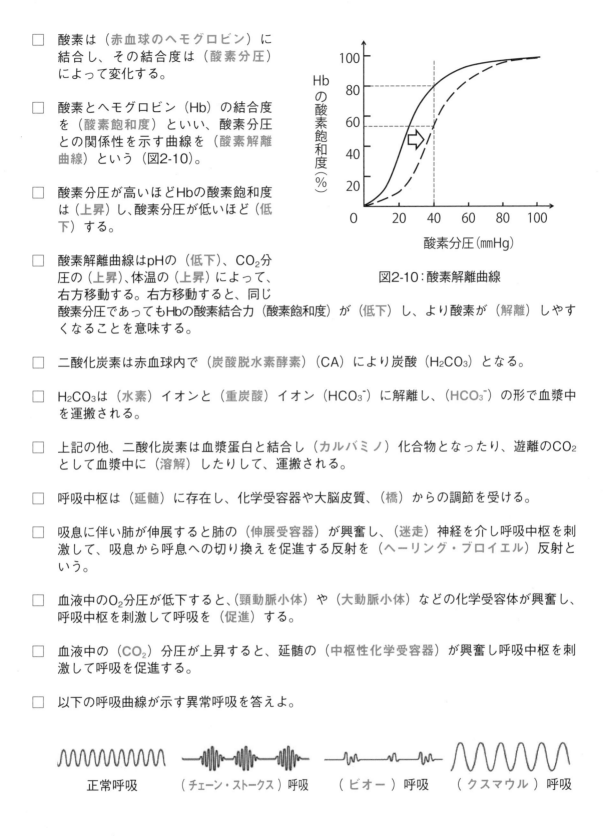

- ☐ 酸素は（赤血球のヘモグロビン）に結合し、その結合度は（酸素分圧）によって変化する。

- ☐ 酸素とヘモグロビン（Hb）の結合度を（酸素飽和度）といい、酸素分圧との関係性を示す曲線を（酸素解離曲線）という（図2-10）。

- ☐ 酸素分圧が高いほどHbの酸素飽和度は（上昇）し、酸素分圧が低いほど（低下）する。

- ☐ 酸素解離曲線はpHの（低下）、CO_2分圧の（上昇）、体温の（上昇）によって、右方移動する。右方移動すると、同じ酸素分圧であってもHbの酸素結合力（酸素飽和度）が（低下）し、より酸素が（解離）しやすくなることを意味する。

Hb の酸素飽和度（%）

酸素分圧（mmHg）

図2-10：酸素解離曲線

- ☐ 二酸化炭素は赤血球内で（炭酸脱水素酵素）（CA）により炭酸（H_2CO_3）となる。

- ☐ H_2CO_3は（水素）イオンと（重炭酸）イオン（HCO_3^-）に解離し、（HCO_3^-）の形で血漿中を運搬される。

- ☐ 上記の他、二酸化炭素は血漿蛋白と結合し（カルバミノ）化合物となったり、遊離のCO_2として血漿中に（溶解）したりして、運搬される。

- ☐ 呼吸中枢は（延髄）に存在し、化学受容器や大脳皮質、（橋）からの調節を受ける。

- ☐ 吸息に伴い肺が伸展すると肺の（伸展受容器）が興奮し、（迷走）神経を介し呼吸中枢を刺激して、吸息から呼息への切り換えを促進する反射を（ヘーリング・ブロイエル）反射という。

- ☐ 血液中のO_2分圧が低下すると、（頸動脈小体）や（大動脈小体）などの化学受容体が興奮し、呼吸中枢を刺激して呼吸を（促進）する。

- ☐ 血液中の（CO_2）分圧が上昇すると、延髄の（中枢性化学受容器）が興奮し呼吸中枢を刺激して呼吸を促進する。

- ☐ 以下の呼吸曲線が示す異常呼吸を答えよ。

正常呼吸　　（チェーン・ストークス）呼吸　　（ビオー）呼吸　　（クスマウル）呼吸

4 ▶呼吸の生理学 Q&A

Question	Answer

1 肺胞と血液の間のガス交換を内呼吸という。

1 ☐ ×：内呼吸 → 外呼吸

2 一回換気量は約1000mLである。

2 ☐ ×：約450mL

3 成人男性の肺活量は約4000mLである。

3 ☐ ○

4 肺活量は、予備吸気量＋一回換気量＋予備呼気量である。

4 ☐ ○

5 最大呼息後に肺に残る空気の量を機能的残気量という。

5 ☐ ×：機能的残気量 → 残気量

6 機能的残気量は、一回換気量－死腔量である。

6 ☐ ×：予備呼気量＋残気量。
一回換気量－死腔量
＝肺胞換気量

7 肺の中に入れることができるすべての空気量を肺活量という。

7 ☐ ×：肺活量 → 全肺気量

8 死腔量が低下すると、血中酸素分圧が低下する。

8 ☐ ×：死腔量が増加すると、血中O_2分圧が低下する。

9 肺胞におけるガス交換は浸透により行われる。

9 ☐ ×：拡散（受動輸送）である。

10 大気圧は胸膜腔内圧より低い。

10 ☐ ×：低い → 高い。

11 呼気の酸素分圧は約120 mmHgである。

11 ☐ ○

12 肺胞気の酸素分圧は約40 mmHgである。

12 ☐ ×：40 mmHg → 100 mmHg

13 動脈血の酸素分圧は約60 mmHgである。

13 ☐ ×：約97 mmHg
（肺胞分圧とほぼ等しい）

14 肺胞内の二酸化炭素分圧は約45 mmHgである。

14 ☐ ×：約40 mmHg

15 右心房には酸素分圧の低い血液が流れる。

15 ☐ ○

16 右心室では左心室に比べ酸素分圧が高い。

16 ☐ ×：高い → 低い

17 酸素分圧上昇により、ヘモグロビンの酸素飽和度が低下する。

17 ☐ ×：低下する → 上昇する

18 酸素解離曲線は体温が下がると右方移動する。

18 ☐ ×：下がる → 上がる

19 体温上昇により、ヘモグロビンと酸素の結合度が低下する。

19 ☐ ○

20 酸素解離曲線は二酸化炭素分圧が低下すると右方移動する。

20 ☐ ✕：二酸化炭素分圧が上昇すると右方移動する。

21 pHが低下すると、ヘモグロビンの酸素結合度が低下する。

21 ☐ ○：ボーア効果
（pH低下により右方移動する）

22 DPG（2,3-ジホスホグリセリン酸）の減少により、ヘモグロビンの酸素結合度が低下する。

22 ☐ ✕：減少 → 増加
※補足参照

23 血液中のpH上昇により、酸素解離曲線が左方移動する。

23 ☐ ○

24 血糖値は酸素とヘモグロビンの結合性に関与する。

24 ☐ ✕：関与しない。

25 二酸化炭素の一部は赤血球中のヘモグロビンと結合し運搬される。

25 ☐ ○：ヘモグロビン中のグロビン蛋白に結合する。

26 呼吸中枢は大脳皮質にある。

26 ☐ ✕：大脳皮質 → 延髄

27 末梢の酸素受容器は肺胞壁に存在する。

27 ☐ ✕：頸動脈小体、大動脈小体に存在する。

28 吸息により肺胞壁の伸展受容器が興奮する。

28 ☐ ○

29 ヘーリング‐ブロイエル反射の求心路は、迷走神経である。

29 ☐ ○

30 ヘーリング・ブロイエル反射の反射中枢は視床下部に存在する。

30 ☐ ✕：視床下部 → 延髄

31 ヘーリング-ブロイエル反射は、呼気抑制に働く。

31 ☐ ✕：呼気 → 吸気

32 肺伸展受容器からの求心性神経は肋間神経である。

32 ☐ ✕：肋間神経 → 迷走神経

33 大動脈小体は主に二酸化炭素分圧の上昇に反応する。

33 ☐ ✕：大動脈小体
→ 延髄の中枢性化学受容器

★2,3-DPG（2,3-ジホスホグリセリン酸）

解糖系（副経路）の中間産物であり、赤血球中に高濃度に存在する。ヘモグロビンに結合することにより、ヘモグロビンの酸素結合度を低下させる。

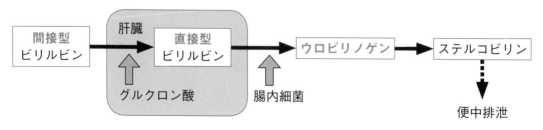

5 ▶ 消化と吸収

☐ 消化とは、摂取した食物中の栄養素が（吸収）されるように、消化管中を進行する間に低分子物質にまで（分解）することである。

☐ 口腔内運動や消化管の運動による消化を（機械）的消化、消化液中の酵素作用による消化を（化学）的消化という。

☐ 消化管壁には、（アウエルバッハ）神経叢や（マイスナー）神経叢と呼ばれる内在性の神経系が存在する。

☐ 消化管の運動には、食物の移動を推進する（蠕動）運動と、消化液との混和を促進する（分節）運動がある。

☐ 大腸では胃ー大腸反射により（総（大）蠕動）が起こり、食物が一気に直腸に押し込まれ、（便意）を生じる。

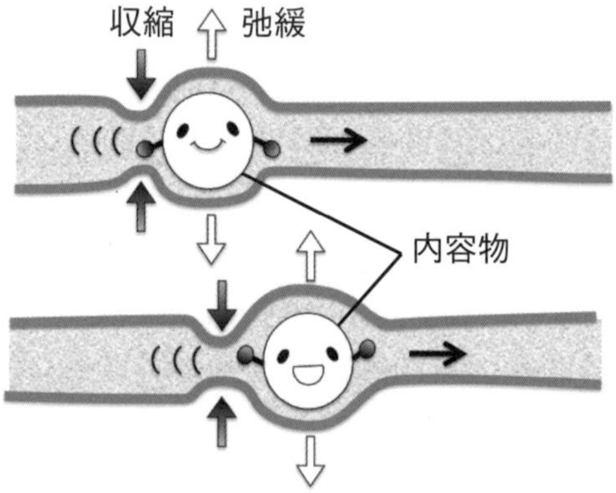

収縮 ⇧ 弛緩

内容物

図2-11：蠕動運動

☐ 唾液中に含まれる消化酵素は（唾液アミラーゼ）であり、デンプンを（麦芽糖）へ分解する。

☐ 麦芽糖〔（マルトース）〕、ショ糖〔（スクロース）〕、乳糖〔（ラクトース）〕はすべて（二糖類）である。

☐ 嚥下の第1相は口腔から咽頭までの相で、（随意）運動である。軟口蓋が挙上し（鼻腔）への逆流が阻止される。嚥下の第2相は咽頭から食道入口までの相、嚥下の第3相は食道入口から胃までの相であり、これらは（不随意）運動である。

☐ 胃腺を構成する細胞には、（ペプシノーゲン）を分泌する主細胞、（塩酸）を分泌する壁細胞、（粘液）を分泌する副細胞などがある。また、壁細胞からは（ビタミンB$_{12}$）の吸収に必要な内因子が分泌される。

☐ ペプシノーゲンは塩酸により活性化され（ペプシン）となり、（タンパク質）を分解する。

☐ 消化物が胃の幽門粘膜にある（ガストリン）細胞を刺激し、（ガストリン）が分泌されて胃酸やペプシノーゲンの分泌が促進される。また、消化物が十二指腸粘膜に到達すると（セクレチン）が分泌され、胃酸の分泌を抑制する。

間接型ビリルビン → 肝臓 直接型ビリルビン → ウロビリノゲン → ステルコビリン

グルクロン酸 　腸内細菌

便中排泄

図2-12：ビリルビン代謝

☐ 胃液分泌の調節機構について、以下の表を完成させよ。

①脳相	視覚・嗅覚・聴覚・味覚刺激により、（迷走）神経を介して胃液分泌が促進される。
②胃相	食物が胃に入り胃が（伸展）され、消化物が（ガストリン）の分泌を促進することで、大量の胃液分泌が起こる。
③腸相	食物が十二指腸に入り、（セクレチン）や（GIP）が分泌され、主に胃液分泌が（抑制）される。

☐ セクレチンは、（重曹水）に富む膵液の分泌を促進し、コレシストキニンは（消化酵素）に富む膵液の分泌を促進する。

☐ コレシストキニンは胆のうを（収縮）させ、胆汁分泌を（促進）する。

☐ 消化酵素について以下の表を完成させよ。

消化液・部位	糖質	タンパク質	脂質
膵液	（膵アミラーゼ）、マルターゼ	（トリプシン）など	（膵リパーゼ）
小腸（刷子縁と細胞質）	（マルターゼ）、スクラーゼ、ラクターゼ	アミノペプチダーゼ	腸リパーゼ

☐ グルコースやアミノ酸は、小腸粘膜より（Na$^+$）と共輸送され、脂質は、（胆汁酸塩）による（ミセル）を形成し（乳化作用）、吸収される（図2-13）。

☐ 肝臓の働きについて以下の表を完成させよ。

糖質代謝	（グリコーゲン）の合成・貯蔵
蛋白質代謝	（血液凝固因子）、アルブミンなどの合成
脂質代謝	胆汁や（コレステロール）の合成
その他	（解毒）作用

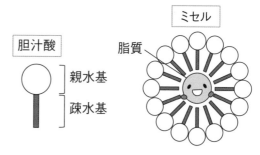

図2-13：胆汁酸の構造とミセル形成

☐ 胆汁は（肝臓）で作られ、（胆のう）に貯留されており、消化酵素が含まれないが、（脂肪）の消化と吸収を助ける。

☐ 胆汁中に含まれる胆汁酸は（コレステロール）から生成され、胆汁色素の大部分は（ビリルビン）であり、破壊された赤血球から放出された（ヘモグロビン）から生成される。

☐ ヘモグロビンから生成した非水溶性の（間接型）ビリルビンは、アルブミンと結合して（肝臓）まで運ばれる。ここでグルクロン酸と結合し、水溶性の（直接型）ビリルビンとなり、（胆汁）中の成分として十二指腸に排泄される。その後、腸内細菌により還元され、（ウロビリノゲン）となる（図2-12）。

5 ▶消化と吸収 Q&A

Question	Answer
1 ムチンは唾液に含まれる消化酵素である。	**1** ☐ ×：ムチン → 唾液アミラーゼ
2 咀嚼による消化は機械的消化である。	**2** ☐ ○
3 消化管の蠕動運動は、必ず口側から肛門側へ移動する。	**3** ☐ ×：上行結腸では逆蠕動がみられる。
4 胃では総蠕動という強い蠕動運動がみられる。	**4** ☐ ×：胃 → 大腸
5 嚥下はすべて不随意運動である。	**5** ☐ ×：嚥下の第1相は随意運動
6 胃液の分泌は、迷走神経の調節を受ける。	**6** ☐ ○
7 胃液分泌の脳相では、味覚刺激による無条件反射が関与する。	**7** ☐ ○
8 胃液にはビタミンCの吸収に必要な内因子が含まれる。	**8** ☐ ×：ビタミンC → ビタミンB₁₂
9 口腔粘膜に食物が触れると、ガストリンの分泌が促進する。	**9** ☐ ×：消化物が胃粘膜を刺激すると分泌される。
10 消化管平滑筋の運動は、自律神経でのみ調節されている。	**10** ☐ ×：内在性神経による調節をうける（主に蠕動運動）。
11 ペプシノーゲンは胃壁の副細胞から分泌される。	**11** ☐ ×：副細胞 → 主細胞
12 ペプシノーゲンは胃酸に触れるとペプシンになる。	**12** ☐ ○
13 膵液には糖質の消化酵素は含まれない。	**13** ☐ ×：膵アミラーゼが含まれる。
14 トリプシンは膵液に含まれる消化酵素である。	**14** ☐ ○
15 ガストリンは胃酸の分泌を抑制する。	**15** ☐ ×：抑制 → 促進
16 コレシストキニンは胃酸分泌を抑制する。	**16** ☐ ×：胃酸分泌抑制作用はセクレチンやGIP。
17 セクレチンは重層水に富む膵液分泌を促進する。	**17** ☐ ○
18 セクレチンは胆のうを収縮する。	**18** ☐ ×：胆のう収縮はコレシストキニンの作用。

19 小腸上皮の刷子縁膜には、アミノペプチダーゼが存在する。

19 ☐ ○

20 リパーゼはタンパク質の消化酵素である。

20 ☐ ×：タンパク質 → 脂質

21 全ての消化酵素は、中性条件（pH=7-8）で活性が最も高い。

21 ☐ ×：ペプシンは酸性条件（pH=1）で活性が高い。

22 ブドウ糖の吸収にはNa⁺が必要である。

22 ☐ ○：共輸送

23 吸収されたブドウ糖は、グリセロールとして肝臓に貯蔵される。

23 ☐ ×：グリコーゲンとして貯蔵される。

24 肝臓は赤血球を合成する。

24 ☐ ×：老化した赤血球を破壊する。

25 肝臓はタンパク質の代謝（分解）をするが合成はしない。

25 ☐ ×：アルブミン、凝固因子などを合成する。

26 肝臓は体外からの毒素を分解する。

26 ☐ ○

27 胆汁には脂肪の消化酵素（リパーゼ）が含まれる。

27 ☐ ×：胆汁に消化酵素は含まれない。

28 胆汁酸は脂肪分子を酸化して消化酵素の働きを助ける。

28 ☐ ×：酸化 → 乳化

29 ビリルビンはヘモグロビンから生成される。

29 ☐ ○：黄疸の発生に関与する。

30 直接ビリルビンはステルコビリンとなり、便中に排泄される。

30 ☐ ○

31 胆汁に最も多く含まれる成分は胆汁酸である。

31 ☐ ×：最も多く含まれるのは水分（約97%）

32 胆汁には間接型ビリルビンが含まれる。

32 ☐ ×：間接型 → 直接型

33 胆汁は胆のうで合成される。

33 ☐ ×：胆汁は肝臓で合成される。

34 吸収された脂質はカイロミクロンとなり、リンパ管へ入る。

34 ☐ ○

35 胆汁酸とブドウ糖はミセルを形成する。

35 ☐ ×：ブドウ糖 → 脂質

6 ▶栄養と代謝

□ 高分子化合物である栄養素を、最終的にO_2、CO_2、水などの低分子化合物に分解して（エネルギー）を得る過程を（異化）作用といい、（エネルギー）を使い低分子化合物から高分子化合物を合成することを（同化）作用という。

□ エネルギー源となる（糖質）（炭水化物）、（脂質）、（蛋白質）は三大栄養素と呼ばれる。

□ （アトウォーター）係数は食品のカロリー計算に用いられるエネルギー換算係数で、糖質が（4）kcal/g、蛋白質が（4）kcal/g、脂質が（9）kcal/gとされている。

□ 生体内で栄養素が分解される際に、消費するO_2の量に対する排出したCO_2の量の比を（呼吸商）（RQ）といい、糖質は（1.0）、蛋白質は（0.8）、脂質は（0.7）である。

□ 三大栄養素の代謝により生体内で産生されたエネルギー量は、消費した（O_2）量、排出した（CO_2）量および（窒素）量を測定し、間接的に求められる。

□ 生きていく上で必要最低限のエネルギー量を（基礎代謝量）といい、（仰臥）位の（安静）状態、（摂食）後12〜14時間、（20〜25）℃、（覚醒）時に測定されるエネルギー量である。

□ 一般成人における基礎代謝量は、男性で約（1500）kcal/日、女性で約（1200）kcal/日であり、（体表面積）が大きいほど大きくなる。

基礎代謝増加要因
性別：男性（＞）女性 季節：冬（＞）夏 発熱、（妊娠）、筋運動 （交感）神経興奮 （甲状腺）ホルモン

□ 体重当たりの基礎代謝量の代表値を（基礎代謝基準値）といい、年齢とともに（低く）なる。

□ 摂食後一過性にエネルギー代謝が亢進し、産熱することを（特異動的）作用（食事誘発性散熱反応）といい、蛋白質では摂取エネルギーの約（30）%、糖質では約（6）%、脂質では約（4）%が消費される。

□ エネルギー源として最も重要な単糖は（グルコース）であり、多糖である（グリコーゲン）として（肝臓）や（筋肉）に貯蔵される。

グルコース　　合成　→　グリコーゲン

（血糖）維持　　←　分解
（エネルギー）源　　　　　貯蔵（肝・筋）

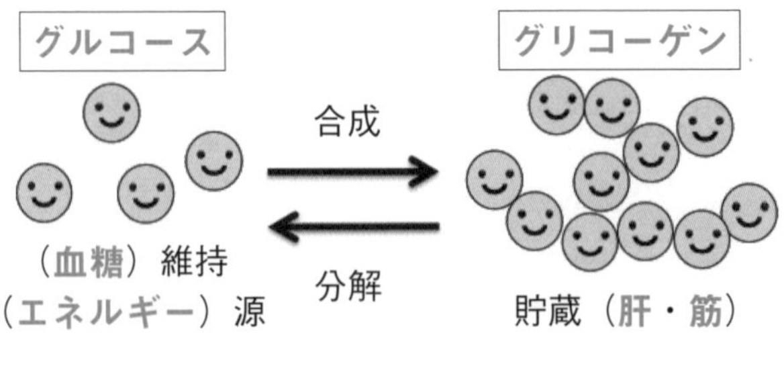

図2-14：グリコーゲンの合成・分解

□ グリコーゲンは分解されて（グルコース）となり、（血糖）維持や（エネルギー源）として利用される（図2-14）。

□ 蛋白質は（アミノ酸）から構成され、（酵素）やホルモン、（抗体）など生体成分の主成分となる。

□ 生体内で重要な脂質には、中性脂肪である（トリグリセリド）（TG）、ステロイドホルモンなどの原料となる（コレステロール）、細胞膜の主成分である（リン脂質）などがある。

- [ ] 中性脂肪は（リパーゼ）の作用により、（脂肪酸）と（グリセロール）に分解される（図2-15）。

- [ ] グリセロールは（肝臓）などで、（糖新生）によりグルコースとなる。

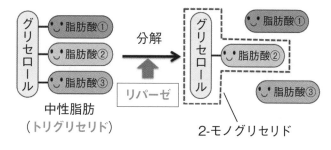

図2-15：中性脂肪の分解

- [ ] 脂肪酸は（β酸化）により（アセチルCoA）となり、TCA回路に入ってエネルギーとして利用される。

- [ ] 解糖系は（グルコース）が細胞質に存在する（嫌気）的酵素（無酸素条件で働く酵素）により（ピルビン酸）を経て乳酸になる過程であり、（エムデン・マイヤーホフ）の経路ともいう。

- [ ] （好気）的（有酸素）条件下ピルビン酸は（ミトコンドリア）でアセチルCoAとなり、（クエン酸）回路（TCA回路、クレブス回路）に入る。

- [ ] クエン酸回路で生成したNADH ＋ H⁺やFADH₂を使い、（ATP）を生成する過程を（電子伝達系）という。

- [ ] 電子伝達系ではミトコンドリア内膜の酵素により、（酸素）を使って大量の（ATP）や（H₂O）が産生される。

- [ ] 高エネルギー化合物である（ATP）は（ADP）に加水分解される時に（エネルギー）を発生する。

- [ ] （グルコース）不足の時、蛋白質の分解で生じた（アミノ酸）や中性脂肪の分解で生じた（グリセロール）などの糖質ではない物質からグルコースを生成する過程を（糖新生）という。

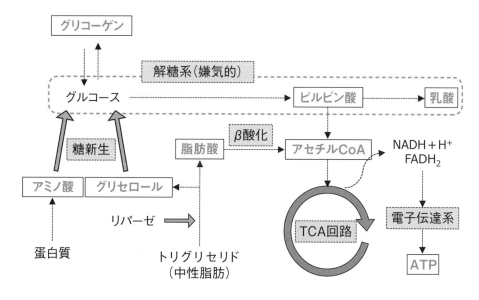

図2-16：栄養素の代謝

□ アミノ酸の分解により生じた（アンモニア）は、（肝臓）の尿素回路で代謝され（尿素）となり、尿中に排泄される。

□ クレアチンリン酸は主に（骨格筋）における高エネルギー貯蔵物質である。

クレアチン ⟵----⟶ クレアチンリン酸

ATP　ADP

筋収縮

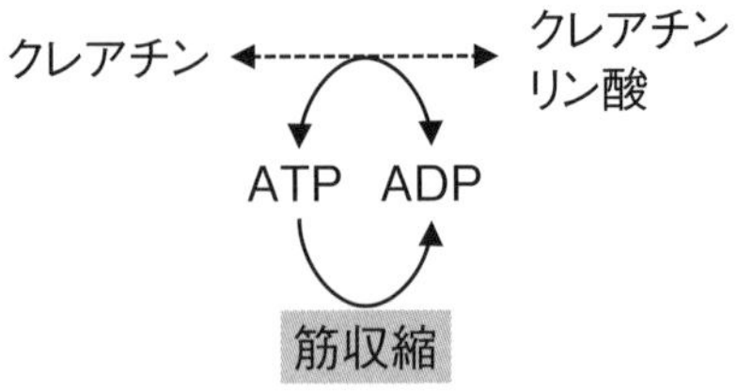

図2-17：ローマン反応

□ クレアチンは、リン酸基を結合して（クレアチンリン酸）（CP）となり、必要に応じてADPにリン酸基を移して（ATP）を生成する。
→（ローマン）反応（図2-17）

□ 低血糖時には副腎髄質から（アドレナリン）、膵臓から（グルカゴン）、下垂体前葉から（成長ホルモン）、甲状腺から甲状腺ホルモン、副腎皮質から（コルチゾール）などが分泌され、グリコーゲン（分解）や（糖新生）を促進して、血糖値を（上昇）させる。

□ 高血糖時には膵臓から（インスリン）が分泌され、グリコーゲンや脂質の（合成）を促進し、糖新生を（抑制）して血糖値を（低下）させる。

□ （ビタミン）は微量ではあるが生理作用を円滑に行うために必須な有機化合物であり、生体内で（合成）できないものもあるため食物から摂取する必要がある。

□ （脂溶性）ビタミン（ビタミンA, D, E, K）と（水溶性）ビタミン（ビタミンB群、ビタミンC）があり、（脂溶性）ビタミンは体内に蓄積し、（過剰症）を起こすことがある。

□ 水溶性ビタミンの多くは、酵素の働きを助ける（補酵素）として働く。

MEMO

□ 空欄に適切な語句を入れ、以下の表を完成させよ。

ビタミン名（化学名）		特徴・機能	欠乏症
脂溶性	ビタミンA（レチノール）	（カロテン）から体内で合成される。効力は（β-カロテン）が最も強い。（肝臓）に貯蔵される。レチナールに酸化されて（ロドプシン）（視紅）の成分となる。（上皮）細胞の維持を補助する。	（夜盲症）、眼球・皮膚の乾燥・角化
	ビタミンD（カルシフェロール）	皮膚で（紫外線）の作用により生合成され、（肝臓）と（腎臓）で活性化される。小腸における（Ca^{2+}）と（P^-）の吸収を促進する。	骨軟化症（くる病）（小児）
	ビタミンE（トコフェロール）	生体膜中でリン脂質の多価不飽和脂肪酸の（酸化）を抑制し、脂質過酸化による生体膜障害を防いでいる。→（抗酸化）作用	稀。溶血性貧血（脂肪吸収障害がある場合）
	ビタミンK［フィロキノン（K_1）、メナキノン（K_2）］	（肝臓）において、プロトロンビンやその他の（血液凝固因子）を活性化し、血液凝固を（促進）する。（骨形成）促進作用。	（血液凝固）障害（特に新生児）…新生児メレナ、頭蓋内出血
水溶性	ビタミンB_1（チアミン）	ピルビン酸脱炭酸酵素など（糖代謝）系の補酵素として働く。（神経）機能維持。	（脚気）、（ウェルニッケ脳症）
	ビタミンB_2（リボフラビン）	生体内でFMN、FADとなり、TCA回路や電子伝達系における酸化還元反応の重要な（補酵素）として働く。	舌炎、口唇炎、脂漏性皮膚炎、口角炎、角膜炎
	ビタミンB_6（ピリドキシン）	生体内で補酵素型ピリドキサールリン酸（PLP）となり（アミノ酸）代謝の補酵素として働く。	腸内細菌により供給されるため欠乏症は稀。
	ビタミンB_{12}（コバラミン）	胃の（内因子）（糖タンパク）と結合し、回腸より吸収される。（核酸）（DNA、RNA）合成反応の補酵素として働く。	巨赤芽球性貧血（悪性）貧血
	葉酸	（核酸）（DNA、RNA）合成反応の補酵素として働く。	（巨赤芽球性）貧血
	ナイアシン（ニコチン酸）	（酸化還元）酵素の補酵素（NAD、NADP）として、エネルギー代謝に関与する。	（ペラグラ）
	ビタミンC（アスコルビン酸）	抗酸化作用、（コラーゲン）の生成、生体異物の代謝、アミノ酸・ホルモンの代謝、胆汁生成などに関与する。	（壊血病）

6 ▶栄養と代謝 Q&A

Question	Answer
1 蛋白質を分解してエネルギーを得る過程は同化である。	**1** ☐ ×：同化 → 異化
2 ビタミンや無機質（ミネラル）はエネルギー源となる栄養素である。	**2** ☐ ×：エネルギー源となるのは三大栄養素。
3 蛋白質はエネルギー源となる栄養素である。	**3** ☐ ○
4 アトウォーター係数は、糖質、蛋白質、脂質の順に低くなる。	**4** ☐ ×：脂質が9 kcal/g、糖質、蛋白質は4 kcal/g
5 1 g当たりの当たりの発生エネルギーが最も多いのは糖質である。	**5** ☐ ×：糖質 → 脂質
6 呼吸商は、脂質、蛋白質、糖質の順に低くなる。	**6** ☐ ×：糖質、蛋白質、脂質の順に低くなる。
7 呼吸商（RQ）は、O_2消費量 / CO_2排出量で求められる。	**7** ☐ ×：RQ ＝ CO_2排出量 / O_2消費量
8 人体で最も多く産生される代謝産物は炭酸である。	**8** ☐ ○
9 エネルギー代謝量の算出には血糖値を用いる。	**9** ☐ ×：栄養素の代謝におけるCO_2排出量、O_2消費量、尿中N量から間接的に求められる。
10 窒素は蛋白質の約50％を占める。	**10** ☐ ×：約50％ → 約16％
11 蛋白質酸化量の算出には尿中窒素量が用いられる。※蛋白質が酸化されると、蛋白質中の窒素は尿素として尿中に排泄される。	**11** ☐ ○：蛋白質酸化量＝尿中窒素排泄量×6.25で求められる。6.25（＝100/16）を窒素係数という。
12 基礎代謝量の測定は、摂食後12〜14時間に行われる。	**12** ☐ ○：食後の代謝増加の影響を避けるため。
13 基礎代謝量は睡眠時のエネルギー消費量である。	**13** ☐ ×：睡眠時 → 安静覚醒時
14 基礎代謝量は体表面積に比例して大きくなる。	**14** ☐ ○
15 基礎代謝量は夏より冬に低くなる。	**15** ☐ ×：冬の方が高くなる。
16 甲状腺ホルモンは基礎代謝を増加させる。	**16** ☐ ○

17 基礎代謝量は男性よりも女性で高い。

17 □ ×：男性の方が高い。

18 基礎代謝基準値は乳児よりも成人の方が高い。

18 □ ×：乳児の方が高い。

19 基礎代謝量の算出にはアトウォーター係数が用いられる。

19 □ ×：Atwater係数は食品の熱量換算係数

20 特異動的作用は栄養素の消化・吸収に消費されるエネルギーである。

20 □ ○

21 エネルギー所要量※の算出には生活活動指数が用いられる。※1日に摂取すべき総エネルギー量

21 □ ○：推定エネルギー必要量（kcal／日）
= 基礎代謝量（kcal／日）
× 身体活動レベル

22 エネルギー源として最も重要な単糖は、フルクトースである。

22 □ ×：フルクトース → グルコース

23 グルコースは貯蔵型の炭水化物である。

23 □ ×：グルコース → グリコーゲン

24 グルコースはグリコーゲンとなり、主に肝臓や腎臓に貯蔵される。

24 □ ×：腎臓 → 筋肉

25 グリコーゲンの分解により、ガラクトースが生じる。

25 □ ×：ガラクトース → グルコース

26 トリグリセリドはアミノ酸から構成される。

26 □ ×：トリグリセリド → 蛋白質

27 蛋白質は、生体内でホルモンや抗体、酵素などの主成分となる。

27 □ ○

28 蛋白質はリパーゼによって分解される。

28 □ ×：蛋白質 → 脂質（中性脂肪）

29 中性脂肪の分解により、グリコーゲンと脂肪酸が生じる

29 □ ×：グリコーゲン → グリセロール

30 グリセロールは糖新生により、グルコースになる。

30 □ ○

31 脂肪酸は糖新生により、グルコースに変換される。

31 □ ×：脂肪酸は糖新生の材料にならない。

32 アミノ酸はβ酸化により代謝され、エネルギー源となる。

32 □ ×：アミノ酸 → 脂肪酸

33 アミノ酸は糖新生により、グルコースを生成する。

33 □ ○

34 脂肪酸の分解により、有害なアンモニアが生じる。

34 □ ×：脂肪酸 → アミノ酸

35 解糖系は、酸素を使ってグルコースを分解する過程である。

35 ☐ ×：解糖系は嫌気的に進行する。

36 解糖系は、ミトコンドリアで進行する。

36 ☐ ×：ミトコンドリア → 細胞質

37 電子伝達系は、ミトコンドリア内膜の酵素によって進行する。

37 ☐ ○

38 糖新生は、主に筋肉で行われる。

38 ☐ ×：ほとんどが肝臓で行われる。

39 解糖系により、グルコースからピルビン酸が生成される。

39 ☐ ○

40 ブドウ糖の細胞内代謝はTCAサイクルを経過する。

40 ☐ ○

41 ピルビン酸は乳酸となり、クエン酸回路に入る。

41 ☐ ×：乳酸 → アセチルCoA

42 クレブス回路はATP生成に関与する。

42 ☐ ○

43 電子伝達系では、嫌気的代謝によりATP、H_2O、CO_2を産生する。

43 ☐ ×：嫌気的代謝 → 好気的代謝

44 1分子のブドウ糖から6分子のCO_2が生じる。

44 ☐ ○：$C_6H_{12}O_6 + 6H_2O + 6O_2$ → $6CO_2 + 12H_2O$

45 ブドウ糖代謝には、ローマン反応が関与する。

45 ☐ ×：ブドウ糖 → クレアチン代謝

46 エムデン・マイヤーホフの経路はATP生成に関与しない。

46 ☐ ×：解糖系のこと。関与する。

47 ローマン反応はATP生成に関与する。

47 ☐ ○

48 ATPやクレアチンリン酸は、生体内の高エネルギー化合物である。

48 ☐ ○

49 クレアチンは、エネルギー貯蔵物質として主に肝臓に存在する。

49 ☐ ×：肝臓 → 筋肉

50 クレアチンはTCAサイクルにより、クレアチンリン酸に代謝される。

50 ☐ ×：TCAサイクル → ローマン反応

51 アドレナリンやグルカゴンはグリコーゲンの分解を抑制する。

51 ☐ ×：抑制 → 促進

52 コルチゾールは糖新生を促進して、血糖値を上昇させる。

52 ☐ ○

53 血糖値が低下すると、膵β細胞からインスリンが分泌される。	53 □ ×：低下 → 上昇
54 インスリンは蛋白質や脂肪の分解を促進する。	54 □ ×：分解 → 合成
55 ビタミンA、D、E、Kは水溶性ビタミンである。	55 □ ×：水溶性 → 脂溶性
56 脂溶性ビタミンの多くは補酵素として働く。	56 □ ×：脂溶性 → 水溶性
57 ビタミンB_1は生体内で合成できない。	57 □ ○
58 ビタミンEは紫外線の作用により皮膚で合成される。	58 □ ×：ビタミンE → ビタミンD
59 ビタミンDは腸からのCa吸収を抑制する。	59 □ ×：抑制 → 促進
60 上皮小体ホルモンはビタミンD活性化を促進する。	60 □ ○
61 ビタミンB_6は糖代謝の補酵素として働く。	61 □ ×：ビタミンB_6 → ビタミンB_1
62 ビタミンAは上皮組織の角化形成に関与する。	62 □ ○
63 ビタミンDは肝臓と心臓で活性化される。	63 □ ×：心臓 → 腎臓
64 ビタミンDは血液凝固因子の合成に関与する。	64 □ ×：ビタミンD → ビタミンK
65 βカロテンの欠乏によりペラグラを生じる。	65 □ ×：β-カロテン → ナイアシン（ニコチン酸）
66 ビタミンAはロドプシンの成分となり、視覚を正常に保つ。	66 □ ○
67 ビタミンKの欠乏により壊血病を生じる。	67 □ ×：ビタミンK → ビタミンC
68 ビタミンB_2の欠乏により脚気やウェルニッケ脳症を生じる。	68 □ ×：ビタミンB_2 → ビタミンB_1
69 ビタミンE欠乏は骨軟化症やくる病を引き起こす。	69 □ ×：ビタミンE → ビタミンD
70 葉酸欠乏では、DNA合成障害により巨赤芽球性貧血を生じる。	70 □ ○
71 悪性貧血は、ビタミンDの吸収障害により生じる。	71 □ ×：ビタミンD → ビタミンB_{12}
72 βカロテンの過剰症として、夜盲症がある。	72 □ ×：過剰症 → 欠乏症

▶体温とその調節

- [ ] 環境温度に影響を受ける体表（殻/shell）の温度を（外殻）温度といい、環境温度に影響を受けない体内（芯/core）の温度を（核心）温度という。通常は（核心）温度を測定し体温としている。

- [ ] 体温は（腋窩）温、（口腔）温、（直腸）温の順に高く、最も核心温度を反映するのは（直腸）温である。

- [ ] 体温には（日周期リズム）がみられ、早朝（3〜6時）に（最低）となり、午後（3〜6時）に（最高）となる。

- [ ] 新生児は（体温調節中枢）が未発達であるため、環境温によって容易に体温が変動する。

- [ ] 女性の体温は（性周期）によって変動し、基礎体温（起床直後、安静状態で測定する最低体温）は（卵胞）期に低く（低温期）、（黄体）期に高い（高温期）。

- [ ] 体温は（食事）や（運動）によって上昇する。

- [ ] 熱産生には、骨格筋の収縮による（ふるえ）熱産生と、（肝臓）や（褐色脂肪）組織などでみられる（非ふるえ）熱産生に分けられる。

- [ ] 体内の産熱量は（代謝）が活発な臓器で多く、安静時で最も多いのは（筋）で、次が（肝臓）である。

- [ ] 体内深部で産生された熱は（血流）を介して体表に運ばれ、（伝導）、（輻射）、（対流）、（蒸発）により放散される。

- [ ] 環境温が常温の場合、熱放散の割合は（輻射）が60%、（伝導）と対流が15%、（蒸発）が25%である。

- [ ] 輻射、伝導と対流による放熱は環境温上昇に伴い効率が（低下）し、環境温が体温以上になると（発汗）による（蒸発）がほぼ100%となる。

- [ ] 体温上昇による発汗を（温熱）性発汗といい、（手掌）、（足底）を除く全身に起こる。

★　熱放散の種類

輻射	体表から電磁波［（赤外線）］の形で熱が放散される。
伝導	体に接している物体の方に熱が（移動）する。
対流	体表近くの（空気の流れ）により放熱が促進される。
蒸発	皮膚や呼吸器から水分が（気化）するときに熱が奪われる（気化熱）。（発汗）と（不感蒸泄）※がある。※気づかないうちに生じる皮膚や気道からの水分放出。

- [ ] 精神緊張状態では（手掌）、（足底）に体温調節上の意味がない発汗が生じ、この発汗を（精神）性発汗とよぶ。

- [ ] 汗腺には全身に分布し体温調節を担う（エクリン）腺と、（腋窩）や外陰部など特定の部位に存在し体温調節に関与しない（アポクリン）腺がある。

- □ （感覚器）が受容した体温の情報は（視床下部）の体温調節中枢に伝えられ、ここで設定された体温［（セットポイント）］に近づくように（効果器）の機能を調節する（図2-18）。

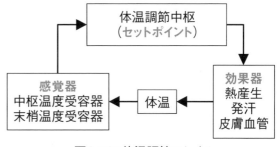

図2-18：体温調節のしくみ

- □ 深部体温受容器として、視床下部前部から視索前野にかけて存在する（温度感受性）ニューロンがあり、温度上昇で活動が増加する（温）ニューロンと温度低下で活動が増加する（冷）ニューロンが存在する。

- □ 温ニューロンは（熱放散）を促進し、冷ニューロンは（熱産生）を促進する。

- □ 皮膚の温度受容器には（温）受容器と（冷）受容器があり、後者の数が多い。

- □ 環境から体に入る熱や、激しい運動などで熱産生量が大きくなり熱放散が追いつかず、高体温となったものを（うつ熱）という。

- □ 発熱は細菌などの（外因性発熱物質）が単球や（マクロファージ）に（内因性発熱物質）を産生させることで生じる。

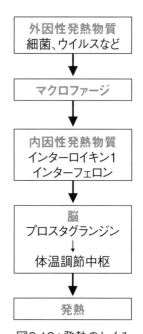

- □ 内因性発熱物質には（インターロイキン1）などがあり、これが脳に作用して（プロスタグランジン）の産生を促進し、（セットポイント）を上昇させて、発熱を起こす（図2-19）。

図2-19：発熱のしくみ

- □ 高温環境では発汗の（増大）、皮膚血管の（拡張）、筋緊張の（低下）などがみられる。

- □ 低温環境では（ふるえ）および（皮膚血管）や（立毛筋）の収縮が起こる。

- □ 暑さに身体を適応させることを（暑熱順化）といい、寒さに身体を適応させることを（寒冷順化）という。

★ 暑熱寒冷順化

暑熱順化	発汗量の（増大）、皮膚血流量の（増大）、代謝量の（低下）
寒冷順化	基礎代謝量の（増加）、（皮下脂肪の増大、体毛・羽毛の密生） ※ヒトでは著明でない。

▶ 体温とその調節 Q&A

Question	Answer
1 核心温度は、環境温度に影響を受ける。	**1** □ ×：核心温度 → 外殻温度
2 腋窩温、口腔温、直腸温の中では、口腔温が最も高い。	**2** □ ×：直腸温が最も高い。
3 腋窩温、口腔温、直腸温の中では、腋窩温が最も核心温を反映する。	**3** □ ×：直腸温が最も核心温度を反映する。
4 体温は早朝に最低となる。	**4** □ ○
5 体温は昼（午前11時〜午後2時）に最高となる。	**5** □ ×：夕方（午後3〜6時）に最高となる。
6 新生児にも体温の日周期リズムが認められる。	**6** □ ×：日周期リズムは2歳以降にみられる。
7 基礎体温は卵巣周期の卵胞期に高く、黄体期に低い。	**7** □ ×：卵胞期に低く、黄体期に高い。
8 黄体期に分泌されるプロゲステロンにより基礎体温が上昇する。	**8** □ ○
9 体温は食後30〜90分で高くなる。	**9** □ ○：特異動的作用（第6章 栄養と代謝 参照）
10 ふるえ、基礎代謝、発汗などは体熱産生に直接関与する。	**10** □ ×：発汗は放熱に関与する。
11 熱産生量は肝臓で最も多い。	**11** □ ×：筋による産熱量が最も多い。
12 非ふるえ熱産生は褐色脂肪組織で顕著にみられる。	**12** □ ○
13 赤外線（電磁波）を介する熱放散を伝導という。	**13** □ ×：伝導 → 輻射
14 手掌や足底では精神性発汗が生じる。	**14** □ ○
15 アポクリン腺は全身に分布し体温調節を担う。	**15** □ ×：アポクリン腺 → エクリン腺
16 発汗、呼吸は熱の放散に関与する。	**16** □ ○
17 体熱の産生と放散とは中脳にある中枢により調節される。	**17** □ ×：中脳 → 視床下部

18 常温で体熱放散の割合が最も多いのは蒸発である。

18 ☐ ×：蒸発 → 輻射

19 高温環境下では、蒸発が最も重要な熱放散の仕組みとなる。

19 ☐ ○

20 体温が上昇すると、汗腺は活性化される。

20 ☐ ○

21 副交感神経の興奮により、汗腺の活動が上昇する。

21 ☐ ×：副交感神経 → 交感神経

22 体温が低下すると、皮膚血管が拡張し血流が増加する。

22 ☐ ×：収縮し血流が減少する。

23 発熱状態から解熱する際には、皮膚血管の拡張がみられる。

23 ☐ ○：体表面の血流を増加させ、放熱を促進するため。

24 暑熱順化には、皮下脂肪の増大や基礎代謝の増加がある。

24 ☐ ×：暑熱順化 → 寒冷順化

25 低温に暴露されたときには立毛筋が収縮する。

25 ☐ ○：毛が立つことにより空気の層ができ保温される。

26 熱放散の仕組みが機能しないとうつ熱になる。

26 ☐ ○

27 体温を下げるときには、発汗やアドレナリン分泌増加がみられる。

27 ☐ ×：アドレナリンは熱産生を増加する。

28 インターロイキン1は外因性発熱物質である。

28 ☐ ×：外因性 → 内因性

29 プロスタグランジンは発熱物質である。

29 ☐ ○

30 温ニューロンの活動が増大し、発熱が誘発される。

30 ☐ ×：温ニューロンは体温を下げるように働く。

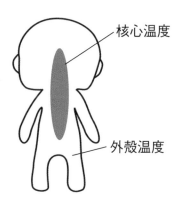

図2-20：体温の種類

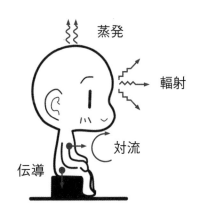

図2-21：熱放散の種類

8 ▶尿の生成と排泄

- 腎臓は ①生体内に不要な（不揮発性）物質の排出や②体液（恒常性）の維持、③（レニン）や（エリスロポエチン）などのホルモン分泌、④（ビタミンD）活性化などの機能を持つ。

- 腎臓1個あたり約（100万）個の（ネフロン）が存在し、ここで尿の生成が行われる。

- 尿は ①（糸球体ろ過）、②（尿細管再吸収）、③（尿細管分泌）の3つの過程により生成される。

- （腎動脈）が腎小体（糸球体＋ボーマン嚢）に入り、（輸入細動脈）→ 糸球体毛細血管叢 →（輸出細動脈）へ移行する経路で血漿が（ろ過）される。

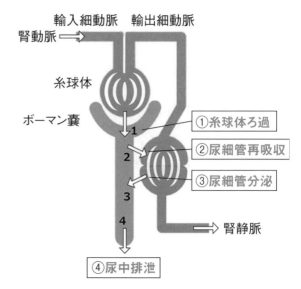

図2-22：ネフロンにおける尿生成

- 腎臓にある全ての糸球体で1日約（150〜180）Lの血漿がろ過され、（原尿）が生成される。

- 尿細管では原尿の大部分が（再吸収）され、生体内に不要な物質が尿細管腔に（分泌）されている。

- 血液中のある物質Xの尿中排泄量は以下の式で求められる。

> Xの尿中排泄量 ＝
> 　　　Xの（糸球体ろ過）量 － Xの（尿細管再吸収）量 ＋ Xの（尿細管分泌）量

- 原尿の（99）％以上が尿細管や集合管で再吸収されるため、1日の尿量は約（1.5）Lである。

- 糸球体では、（タンパク）や（細胞）など分子量の（大きな）物質はろ過されない。

- 糸球体の血圧は、（輸入細動脈）の収縮・拡張により調節されている。

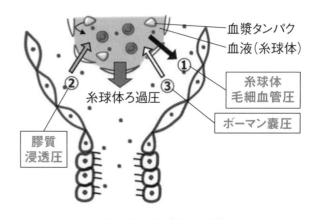

2-23：糸球体ろ過（限外ろ過）

☐ 糸球体では圧力差による（限外）ろ過が行われ、糸球体ろ過量は（糸球体ろ過圧）が大きいほど（多く）なる（図2-23）。

> 糸球体ろ過圧 ＝
> 　　　①糸球体の（血圧）－ ②糸球体の（血漿膠質浸透圧）－ ③（ボーマン嚢内圧）

☐ 1分間に腎臓の全ての糸球体によりろ過される血漿量を（糸球体ろ過量）（GFR）といい、約（125）ml/分である。

☐ 血漿中のある物質Xを1分間に尿中に排泄した時、Xが除去された血漿量（mL/分）をXの（クリアランス）といい、Xの尿中排泄量［＝Xの（尿中濃度）（Ux）×1分間の（尿量）（V）］をXの（血漿中濃度）（Px）で割って求められる。

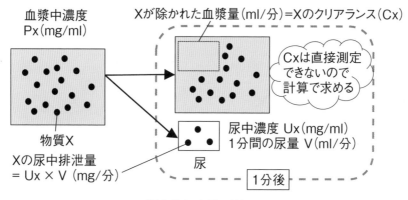

図2-24：クリアランス

$$C_x(ml/分)= \frac{U_x(mg/ml) \times V(ml/分)}{P_x(mg/ml)}$$

※U → Urine：尿, V → Volume：体積, 量, P → Plasma：血漿

☐ イヌリンは（糸球体ろ過）のみで排出され（尿細管再吸収・分泌）がないため、イヌリンの尿中排泄量はイヌリンの（糸球体ろ過量）と等しい。

☐ 1分間に糸球体でろ過されるイヌリン量は、イヌリン（血漿中濃度）×（糸球体ろ過量）（GFR）であるため、イヌリン・クリアランス（C_{IN}）は（GFR）となる。

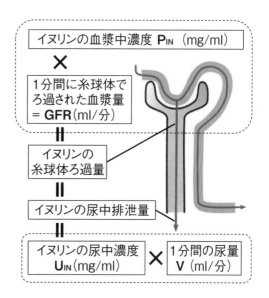

図2-25：イヌリン・クリアランスと糸球体ろ過量

> $$P_{IN}(mg/ml) \times GFR(ml/分) = U_{IN}(mg/ml) \times V(ml/分)$$
>
> $$GFR(ml/分)= \frac{U_{IN}(mg/ml) \times V(ml/分)}{P_{IN}(mg/ml)} = C_{IN}(ml/分)$$

□ （筋肉）中のクレアチンの代謝物である（クレアチニン）は糸球体でろ過されるが、尿細管（再吸収）がなく、（分泌）もほとんど受けず尿中に排泄される。そのため、（クレアチニン）・クリアランスは糸球体の（ろ過）能力を表す指標として用いられる。

□ （パラアミノ馬尿酸）（PAH）は尿細管再吸収をうけず、糸球体ろ過と尿細管分泌により、腎臓を一回通過すると（90）％以上が尿中に排泄される。よって尿中PAH排泄量は、腎臓を通過した（血漿）中PAHの約（90）％に相当する。したがって、（腎血漿流量）（RPF）はPAHのクリアランス（C_{PAH}）から求められる。

$$U_{PAH}(mg/ml) \times V(ml/分) = P_{PAH}(mg/ml) \times RPF(ml/分) \times 0.9$$

$$RPF(ml/分) = \frac{U_{PAH}(mg/ml) \times V(ml/分)}{P_{PAH}(mg/ml)} \div 0.9 = C_{PAH}(ml/分) \div 0.9$$

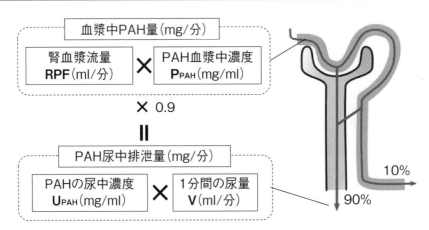

図2-26：パラアミノ馬尿酸の排泄と腎血漿流量

□ アミノ酸やグルコースは（近位尿細管）で、糸球体ろ液中のほぼ（100）％が再吸収される。

□ 水やNa⁺、K⁺、HCO_3^- などの電解質は（近位尿細管）で、ろ液中の（70〜80）％が再吸収される。

□ 近位尿細管ではNa⁺が（能動的）に再吸収され、水は（浸透圧）勾配に従い（受動的）に再吸収される。

□ ヘンレループの下行脚では、主に（水）が再吸収され、尿細管内液の浸透圧が（上昇）していく。

□ ヘンレループの上行脚では、主に（Na⁺、Cl⁻）が再吸収され、尿細管内液の浸透圧は（低下）していく。

□ アルドステロンは、遠位尿細管および集合管でNa⁺の（再吸収）およびK⁺の（分泌）を促進する。

☐ 血漿浸透圧が（上昇）すると、（下垂体後葉）からバソプレッシン（ADH）が分泌され、（抗利尿）作用を示す。

☐ バソプレッシンは主に（集合管）に作用し、（水の再吸収）を促進して、尿の浸透圧を（上昇）させる。

☐ 尿崩症では、（バソプレッシン）の作用低下により尿量が（増加）し、尿浸透圧が（低下）する。

☐ 水分の過剰摂取では血漿浸透圧が（低下）してADH分泌が（抑制）され、尿量は（増加）し、尿浸透圧は（低下）する。

☐ マンニトールは尿細管で（再吸収）されないため、尿細管内の浸透圧を（上昇）させ、尿量を（増加）させる。→（浸透圧）利尿

☐ 膀胱は（排尿筋）（膀胱平滑筋、膀胱排尿筋）、（内尿道括約筋）（膀胱括約筋）、および（外尿道括約筋）（尿道括約筋）からなる袋状の平滑筋臓器である。

☐ 末梢の排尿中枢は（仙髄）に、中枢の排尿中枢は（橋）に存在する。

☐ 尿充満による膀胱壁の伸展は（骨盤）神経を介し、（仙髄）の排尿中枢に伝えられる。

☐ 排尿時には排尿筋が（収縮）し、尿道括約筋が（弛緩）する。

☐ 蓄尿時には排尿筋が（弛緩）し、尿道括約筋が（収縮）する。

☐ 排尿時には（副交感）神経である（骨盤）神経が興奮し、排尿筋を（収縮）させ、内尿道括約筋を（弛緩）させる。

☐ 蓄尿時には（交感）神経である（下腹）神経が興奮し、排尿筋を（弛緩）させ、内尿道括約筋を（収縮）させる。

☐ （随意）筋の外尿道括約筋は、（体性）神経である（陰部）神経の興奮によって（収縮）する。

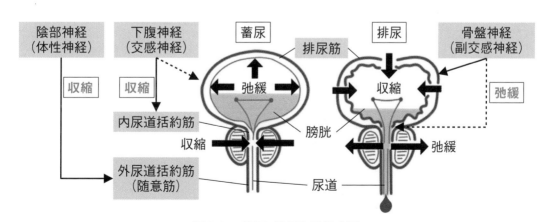

図2-27：蓄尿・排尿と神経支配

8 ▶尿の生成と排泄 Q&A

Question	Answer

1 腎臓はH⁺などを尿中に排泄することで、体液のpHを一定に保つ。

1 ☐ ○

2 腎臓は血糖値の調節に重要な役割を果たす。

2 ☐ ×：血糖値の調節作用はない。

3 腎臓には内分泌作用はない。

3 ☐ ×：レニン、エリスロポエチンを分泌する。

4 腎機能障害では、レニン分泌の低下により貧血となる。

4 ☐ ×：レニン → エリスロポエチン

5 腎臓は体液の浸透圧を一定に保つ作用がある。

5 ☐ ○

6 腎臓はビタミンKの活性化を行う。

6 ☐ ×：ビタミンK → ビタミンD

7 腎を流れる血液は、毛細血管を2回通過する。

7 ☐ ○：糸球体と尿細管周囲の毛細血管を通過する。

8 1日に糸球体でろ過される血漿量は約1.5Lである。

8 ☐ ×：約1.5 L → 約150〜180 L

9 糸球体でろ過されたろ液の約半分が再吸収される。

9 ☐ ×：半分 → 99 ％以上

10 ある物質Xの尿中排泄量は、Xの糸球体ろ過量 － 尿細管再吸収量 － 尿細管分泌量 である。

10 ☐ ×：Xの糸球体ろ過量
－ 尿細管再吸収量
＋ 尿細管分泌量

11 尿細管で再吸収された物質は、腎動脈を通過する。

11 ☐ ×：腎動脈 → 腎静脈

12 1日の尿量は約2Lである。

12 ☐ ×：約2 L → 約1〜1.5L

13 糸球体ではタンパクがろ過される。

13 ☐ ×：タンパクなどの大分子はろ過されない。

14 糸球体ろ過量は約125 ml/分である。

14 ☐ ○

15 GFRとはクリアランスのことである。

15 ☐ ×：GFRは糸球体ろ過量

16 GFRはろ液の浸透圧に影響される。

16 ☐ ×：影響されない。

17 糸球体では血漿成分の限外ろ過が行われる。

17 ☐ ○

18 糸球体ろ過圧は、
糸球体血圧 － ボーマン嚢圧 ＋ 血漿膠質浸透圧 で
求められる。

18 ☐ ×：糸球体血圧 － ボーマン嚢圧
－ 血漿膠質浸透圧

19 糸球体内血圧が45 mmHg、血漿コロイド浸透圧が
20 mmHg、ボーマン嚢内圧が10 mmHgの時の糸球体
ろ過圧を求めよ。

19 ☐ 15 mmHg
（45 mmHg － 20 mmHg － 10 mmHg）

20 糸球体の血圧が低下すると、糸球体ろ過量が減少
する。

20 ☐ ○：糸球体ろ過圧が低下するため。

21 血漿膠質浸透圧が低下すると、糸球体ろ過量が減
少する。

21 ☐ ×：糸球体ろ過量は増加する。

22 ボーマン嚢圧が増加すると、糸球体ろ過量が増加
する。

22 ☐ ×：糸球体ろ過量は減少する。

23 輸入細動脈が拡張すると、糸球体ろ過量が増加す
る。

23 ☐ ○：糸球体への血流量が増加するた
め。

24 ある物質Xの1分間の尿中排泄量は、
Xの尿中濃度×1分間尿量 で求められる。

24 ☐ ○

25 ある物質Xのクリアランスは、
Xの尿中排泄量 × Xの血漿中濃度 で求められる。

25 ☐ ×：Xの尿中排泄量
÷ Xの血漿中濃度

26 NaClのクリアランスは比較的大きい。

26 ☐ ×：小さい。
ほとんどが再吸収される。

27 イヌリンは、糸球体ろ過と尿細管分泌、再吸収を
受け排泄される。

27 ☐ ×：糸球体ろ過のみで排泄される。

28 イヌリンの尿中排泄量は、イヌリンの糸球体ろ過
量と等しい。

28 ☐ ○

29 イヌリン・クリアランスは糸球体ろ過量である。

29 ☐ ○

30 イヌリン・クリアランスはほぼゼロである。

30 ☐ ×：GFRに相当するので約125ml/分

★イヌリンとクレアチニン

イヌリンは植物由来の物質で生体内には存在しないため、腎機能の測定時には体外から投与する必
要があり、現在は臨床でほとんど用いられない。一方、クレアチニンはわずかに尿細管分泌を受け
ることや筋肉量の影響を受けるなど、イヌリンほど精度は高くないが、尿中に排泄される生体成分で
あるため、糸球体ろ過量の推定値（eGFR）の測定に汎用される。

31 正常尿にはクレアチンが多く含まれる。

31 ☐ ×：クレアチン → クレアチニン

32 クレアチニン・クリアランスは、尿細管機能の指標となる。

32 ☐ ×：尿細管機能
　　→ 糸球体（ろ過）機能

33 クレアチニンは尿細管再吸収されない。

33 ☐ ○：主に糸球体ろ過のみで排出される。

34 血漿中PAHの約90％が尿細管で再吸収される。

34 ☐ ×：PAHは尿細管再吸収されない。

35 PAHのクリアランスはGFRの指標となる。

35 ☐ ×：GFR → RPF（腎血漿流量）

36 正常尿には、グルコースやアミノ酸、蛋白質はほとんど含まれない。

36 ☐ ○

37 安静時のブドウ糖のクリアランス値は、通常ゼロである。

37 ☐ ○：ほとんどが尿細管で再吸収されるため。

38 糸球体ろ液中に最も多く含まれるイオンは、Na^+とCl^-である。

38 ☐ ○

39 水は、クレアチニンよりも高率に腎排泄される。

39 ☐ ×：クレアチニンの方が高率に排泄される。

40 イヌリン、ブドウ糖、Na^+、H^+は尿細管で分泌されない。

40 ☐ ×：H^+は分泌される。

41 近位尿細管ではCl^-は電位勾配に従い、受動的に再吸収される。

41 ☐ ○：Na^+再吸収に伴い尿細管管腔が負に傾く。

42 グルコースやアミノ酸は近位尿細管で、受動的に再吸収される。

42 ☐ ×：受動的 → 能動的

43 水は尿細管で能動的に再吸収される。

43 ☐ ×：能動的 → 受動的

44 ヘンレ下行脚は水の透過性が低く、尿の希釈が行われる。

44 ☐ ×：下行脚 → 上行脚

45 ヘンレ上行脚では、NaClが能動的に再吸収される。

45 ☐ ○

46 ヘンレ上行脚では、上行するに従い尿浸透圧が上昇する。

46 ☐ ×：上昇 → 低下

47 アルドステロンは、尿細管におけるブドウ糖の再吸収を促進する。

47 ☐ ×：ブドウ糖 → Na^+

48 バソプレッシンは、遠位尿細管におけるNa⁺の再吸収を促進する。	48 □ ×：バソプレッシン → アルドステロン

48 バソプレッシンは、遠位尿細管におけるNa⁺の再吸収を促進する。　　　48 □ ×：バソプレッシン → アルドステロン

49 発汗亢進により、尿の浸透圧が上昇する。　　　49 □ ○：体内水分保持のため水再吸収が増加する。

50 水分摂取の増加により、尿の浸透圧が増加する。　　　50 □ ×：尿浸透圧は低下する。

51 バソプレッシンは、主に近位尿細管に作用する。　　　51 □ ×：近位尿細管 → 集合管

52 尿崩症ではバソプレッシンの作用低下により、尿浸透圧が上昇する。　　　52 □ ×：上昇 → 低下

53 マンニトールは尿細管で再吸収されないため、浸透圧利尿を起こす。　　　53 □ ○

54 排尿中枢は延髄と仙髄に存在する。　　　54 □ ×：排尿中枢は橋と仙髄に存在する。

55 排尿時には膀胱壁が収縮し、尿道括約筋が収縮する。　　　55 □ ×：尿道括約筋は弛緩する。

56 排尿時には、腹筋や横隔膜の収縮により腹圧が上昇する。　　　56 □ ○

57 陰部神経が興奮すると内尿道括約筋が収縮し、排尿を抑制する。　　　57 □ ×：内尿道括約筋 → 外尿道括約筋

58 骨盤神経が興奮すると膀胱壁が弛緩し、蓄尿が促進される。　　　58 □ ×：骨盤神経 → 下腹神経

59 膀胱伸展受容器の興奮は排尿を抑制する。　　　59 □ ×：抑制 → 促進

60 交感神経の興奮は、排尿を促進する。　　　60 □ ×：交感神経 → 副交感神経

★ネフローゼ症候群

腎の糸球体障害により蛋白透過性が亢進し、大量の蛋白尿とこれに伴う低蛋白血症を生じる症候群。低アルブミン血症により膠質浸透圧が低下し、浮腫がみられる。

9 ▶内分泌

☐ ホルモンは体内の特定の細胞で生成された物質で、（血液中）に放出され、（標的器官）に運ばれてその機能を促進または抑制する。

☐ 水溶性ホルモンは（細胞膜上）にある受容体に結合し、脂溶性ホルモンは（細胞内）にある受容体に結合して作用する。

☐ 視床下部から分泌されるホルモンは、（下垂体前葉）ホルモンの分泌を促進または抑制する。

☐ 視床下部より分泌された（TRH）は下垂体前葉からの（TSH）の分泌を促進し、これが甲状腺に作用して（甲状腺ホルモン）の分泌を促進する。

☐ 視床下部から分泌されたソマトスタチンは（成長ホルモン）の分泌を抑制し、ドパミンは（プロラクチン）の分泌を抑制する。

☐ 成長ホルモンは（下垂体前葉）から分泌され、身体の（成長）を促進する他、血糖（上昇）作用、中性脂肪（分解）促進作用などを持つ。

☐ プロラクチンは（下垂体前葉）から分泌され、（乳汁）の生成や分泌を促進する。

☐ 性腺刺激ホルモン［（ゴナドトロピン）］には、（卵胞刺激）ホルモン（FSH）と（黄体形成）ホルモン（LH）がある。

☐ 下垂体後葉ホルモンには、抗利尿ホルモン［（バソプレシン）］や（オキシトシン）があり、これらのホルモンは（視床下部）の神経細胞で合成され、下垂体後葉に運ばれて分泌される。

☐ バソプレッシンは腎の集合管で水の（再吸収）を促進し、利尿を（抑制）する。

☐ オキシトシンは（子宮筋）を収縮し、（分娩）を促進する。 また、乳腺の筋上皮細胞に作用し、（乳汁）を射出する。

☐ 甲状腺は（ヨウ素）を取り込んで甲状腺ホルモン［（サイロキシン）（T_4）、（トリヨードサイロニン）（T_3）］を合成する。甲状腺ホルモンは（基礎代謝）を上昇させる他、血糖（上昇）作用、（脂肪）分解作用、コレステロール（低下）作用をもつ。

☐ 血中の（Ca^{2+}）濃度が上昇すると甲状腺から（カルシトニン）が分泌され、骨からのCa^{2+}の遊離を（抑制）する。

☐ 血中の（Ca^{2+}）濃度が低下すると副甲状腺（上皮小体）から（パラソルモン）（PTH）が分泌され、骨からのCa^{2+}の遊離を（促進）し、腎臓（尿細管）でのCa^{2+}の（再吸収）を促進することにより、血中Ca^{2+}濃度を（上昇）させる。

☐ 膵臓には（ランゲルハンス島）と呼ばれる内分泌細胞群が散在しており、α細胞から（グルカゴン）、β細胞から（インスリン）、δ細胞から（ソマトスタチン）が分泌される。

☐ グルカゴンは、肝グリコーゲンの（分解）や（糖新生）を促進して血糖を（上昇）させる。

- □ インスリンは細胞への（糖）の取り込みを促進し、血糖を（低下）させる。また、（グリコーゲン）や蛋白、脂肪の合成を促進する。

- □ 副腎髄質から分泌されるホルモンは（アドレナリン）、（ノルアドレナリン）であり、これらは（交感神経）と同様の作用を示す。

- □ 副腎皮質からは、特に電解質活性が強い（電解質）コルチコイドと糖質代謝活性の強い（糖質）コルチコイドが分泌される。

- □ 主な糖質コルチコイドは（コルチゾール）であり、（血糖）上昇、（蛋白）分解促進、（抗炎症）作用などがある。

- □ ストレスは視床下部―下垂体を介して（コルチゾール）の分泌を促進する。また、分泌量には（日内変動）がみられ、早朝に（最高）、夜間に（最低）となる。

- □ 主な電解質コルチコイドは（アルドステロン）であり、尿細管における（Na$^+$）の再吸収と（K$^+$）の排泄を促進し、その結果血圧が（上昇）する。

- □ テストステロンは精巣の（ライディッヒ細胞）から分泌され、精細管での（精子形成）を促進する。

- □ エストロゲンは（卵胞）から分泌され、（子宮内膜）を増殖させる。

- □ 排卵後、（黄体）からプロゲステロンが分泌され、子宮内膜の（分泌）を促進し、基礎体温を（上昇）させる。また妊娠時は（胎盤）から大量に分泌され、（オキシトシン）に対する子宮筋の感受性を低下させて妊娠を（維持）する。

- □ 妊娠が成立すると、胎盤から（ヒト絨毛性ゴナドトロピン）（hCG）が分泌され、黄体を刺激して（妊娠黄体）にする。

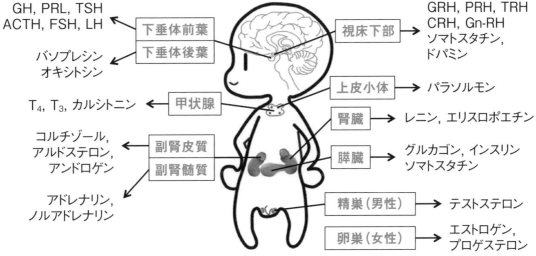

図2-28：ホルモンの分泌部位

★ホルモンの分類

•ホルモンは、その（化学構造）から3種類に分類される。

（ステロイド）ホルモン	コレステロールから合成される。	（副腎皮質）ホルモン、（性）ホルモン
（アミン）類	アミノ酸の脱炭酸により生成する。	（甲状腺）ホルモン、（副腎髄質）ホルモン
（ペプチド）ホルモン	アミノ酸が結合したもの。	多くのホルモン

分泌部位		ホルモン（略称）		主な作用
視床下部		成長ホルモン放出ホルモン（GRH）		（成長ホルモン）の分泌促進
		プロラクチン放出ホルモン（PRH）		（プロラクチン）の分泌促進
		甲状腺刺激ホルモン放出ホルモン（TRH）		（甲状腺刺激ホルモン）の分泌促進
		副腎皮質刺激ホルモン放出ホルモン（CRH）		（副腎皮質刺激ホルモン）の分泌促進
		（ゴナドトロピン）放出ホルモン（GnRH/LH-RH）		（ゴナドトロピン）（性腺刺激ホルモン）の分泌促進
		ソマトスタチン		成長ホルモンの分泌（抑制）
		プロラクチン抑制因子（ドパミン）		プロラクチンの分泌（抑制）
下垂体	前葉	成長ホルモン（GH）		成長促進、血糖（上昇）、脂肪分解（促進）
		プロラクチン（PRL）		（乳腺）発育、（乳汁）分泌促進
		甲状腺刺激ホルモン（TSH）		甲状腺ホルモンの（合成・分泌）促進
		副腎皮質刺激ホルモン（ACTH）		（糖質コルチコイド）、アンドロゲンの合成・分泌促進
		性腺刺激ホルモン（ゴナドトロピン）	卵胞刺激ホルモン（FSH）	（卵胞）の発育促進
			黄体形成ホルモン（LH）	（排卵）誘発、（黄体）形成促進
	後葉	（バソプレシン）/抗利尿ホルモン（ADH）		集合管における（水）の再吸収促進 → 利尿（抑制）
		オキシトシン		（射乳）作用、（子宮筋）収縮
甲状腺		（サイロキシン）（T$_4$）、トリヨードサイロニン（T$_3$）		（基礎代謝）の亢進、心機能亢進、血糖上昇、身体成長
		カルシトニン		（骨形成）促進、骨吸収抑制 → 血中Ca^{2+}（低下）

分泌部位		ホルモン（略称）	主な作用
上皮小体		上皮小体（副甲状腺）ホルモン （パラソルモン：PTH）	（骨吸収）促進、Ca^{2+}再吸収促進→ 血中Ca^{2+}（上昇）
心臓		心房性Na利尿ペプチド（ANP）	利尿作用、血管拡張作用
		脳性Na利尿ペプチド（BNP）	利尿作用、血管拡張作用
胃	幽門	ガストリン	（胃酸）分泌促進、 胃運動（亢進）
小腸		コレシストキニン（CCK）	胆のう（収縮）、 （酵素）の多い膵液分泌促進
		セクレチン	（HCO_3^-）の多い膵液分泌促進、 ガストリン分泌（抑制）
膵臓	α細胞	グルカゴン	血糖（上昇）
	β細胞	インスリン	血糖（低下）
	δ細胞	ソマトスタチン	グルカゴン・インスリンの 分泌（抑制）
副腎	皮質	電解質コルチコイド［（アルドステロン）等］	尿細管での（Na^+）再吸収、 （K^+）分泌（排泄）促進
		糖質コルチコイド［（コルチゾール）等］	血糖（上昇）、蛋白分解、 脂質代謝、血圧上昇（高用量）、 骨吸収、免疫（抑制）、 （抗炎症）作用
		アンドロゲン	男性化作用
	髄質	アドレナリン、ノルアドレナリン	（交感）神経作用（心機能亢進、 血糖上昇、血圧上昇等）
腎臓		レニン	血圧（上昇）（RAA系）
		エリスロポエチン	骨髄における（赤血球）の成熟 促進
精巣		テストステロン	男性二次性徴の発現、 （精子）形成促進、蛋白同化作用
卵巣		（エストロゲン）（卵胞ホルモン）	子宮内膜の（肥厚）、乳腺発育 促進、抗動脈硬化作用
		（プロゲステロン）（黄体ホルモン）	子宮内膜の（分泌）促進、 乳腺発育促進、基礎体温上昇
胎盤		（ヒト絨毛性ゴナドトロピン）（hCG）	（妊娠黄体）の形成、 （エストロゲン）、 （プロゲステロン）の分泌促進
脂肪組織		レプチン	摂食（抑制）

9 ▶内分泌 Q&A

Question	Answer
1 視床下部、甲状腺、膵臓、卵巣は全て内分泌機能を有する。	**1** ☐ ○
2 副腎皮質ホルモンはアミン型ホルモンである。	**2** ☐ ×：ステロイド型ホルモン
3 ステロイド型ホルモンは細胞内に存在する受容体に結合する。	**3** ☐ ○：ステロイド型ホルモンは脂溶性ホルモンである。
4 ステロイド型ホルモンはトリグリセリドから合成される。	**4** ☐ ×：コレステロールから合成される。
5 アドレナリン、チロキシン、グルカゴンはアミン型ホルモンである。	**5** ☐ ×：グルカゴンはペプチド型ホルモン
6 下垂体前葉ホルモンの分泌は、視床下部の調節を受ける。	**6** ☐ ○
7 ソマトスタチンは、成長ホルモンの分泌を促進する。	**7** ☐ ×：促進 → 抑制
8 コルチゾールは視床下部-下垂体機能を活性化する。	**8** ☐ ×：抑制する。（負のフィードバック）
9 甲状腺を摘出すると、甲状腺刺激ホルモンの分泌は低下する。	**9** ☐ ×：上昇する。負のフィードバックが機能しない。
10 成長ホルモンは血糖低下作用をもつ。	**10** ☐ ×：低下 → 上昇 血糖低下ホルモンはインスリン。
11 成長ホルモンは骨端軟骨に作用し、骨を太くする。	**11** ☐ ×：太く → 長く 長軸方向の成長を促進する。
12 プロラクチンは下垂体前葉から分泌され、子宮内膜を増殖させる。	**12** ☐ ×：プロラクチンは乳腺の発育作用がある。
13 卵胞刺激ホルモンは、排卵誘発作用をもつ。	**13** ☐ ×：卵胞刺激ホルモン → 黄体形成ホルモン
14 バソプレシンは腎臓から分泌される。	**14** ☐ ×：下垂体後葉から分泌される。
15 バソプレシンの分泌不全は尿崩症を引き起こす。	**15** ☐ ○

16 オキシトシンは妊娠の維持に必須である。

16 □ ×：分娩時の子宮筋を収縮させ出産を促す。

17 オキシトシンは視床下部で産生される。

17 □ ○：視床下部で産生され、下垂体後葉へ運ばれる。

18 甲状腺ホルモンは酸素消費を抑制する。

18 □ ×：抑制 → 促進

19 トリヨードサイロニンはサイロキシンより作用が強い。

19 □ ○

20 バセドウ病は甲状腺機能が低下すると発症する。

20 □ ×：低下 → 亢進

21 カルシトニンは、血中のNa^+濃度が上昇すると分泌される。

21 □ ×：Na^+ → Ca^{2+}

22 カルシトニンは副甲状腺から分泌される。

22 □ ×：副甲状腺 → 甲状腺のろ胞細胞

23 上皮小体ホルモンは、骨からのCa^{2+}の遊離を促進する。

23 □ ○

24 パラソルモンは、腸管からのCa^{2+}吸収を抑制する。

24 □ ×：抑制 → 促進

25 インスリンは肝臓のランゲルハンス島から分泌される。

25 □ ×：肝臓 → 膵臓

26 インスリン、グルカゴンともに細胞膜にある受容体に結合する。

26 □ ○：いずれもペプチドホルモンであり、水溶性。

27 インスリンはホルモン感受性リパーゼの活性化を促進する。

27 □ ×：促進 → 抑制
脂肪の分解を抑制する。

28 副腎髄質ホルモンは緊急反応時に低下する。

28 □ ×：低下 → 増加
交感神経刺激により分泌される。

29 副腎皮質からは交感神経と同様の作用を示すホルモンが分泌される。

29 □ ×：副腎皮質 → 副腎髄質

30 糖質コルチコイドの分泌量は、早朝に最低、夜間に最高となる。

30 □ ×：早朝に最高、夜間に最低になる（日内変動）。

31 ストレスは糖質コルチコイドの分泌を促進する。

31 □ ○

32 糖質コルチコイドには抗炎症作用・免疫抑制作用がある。

32 □ ○

33 アルドステロンは尿細管からカリウムを再吸収する。

33 □ ×：カリウム → ナトリウム

34 血圧が低下すると副腎皮質からレニンが分泌される。

34 □ ×：副腎皮質 → 腎臓

35 レニンは細胞外液量の調節に関与する。

35 □ ○：RAA系（下図参照）

36 プロゲステロンは男性の二次性徴の発現を促す。

36 □ ×：男性 → 女性

37 エストロゲン、プロゲステロンはペプチド型ホルモンである。

37 □ ×：ステロイド型ホルモン

38 排卵期には、性腺刺激ホルモンの分泌が急激に低下する。

38 □ ×：急激に上昇する。
（排卵サージ）

39 ヒト絨毛性性腺刺激ホルモンは妊娠初期の診断に使用される。

39 □ ○

★レニン － アンジオテンシン － アルドステロン系（RAA系）

①細胞外液量の（減少）や、血圧（低下）、（交感）神経刺激などにより、腎臓の傍糸球体細胞からレニンが分泌される。

②レニンはアンジオテンシノゲンを（アンジオテンシン I）（AT I）に変換する。

③AT I はアンジオテンシン変換酵素(ACE)の作用により（アンジオテンシン II）（AT II）となる。

④AT II は、血管（収縮）作用や（アルドステロン）の分泌促進を介して、血圧を（上昇）させる。

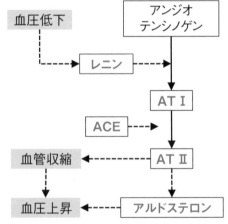

★ホルモンのフィードバック調節

①ホルモン血中濃度による負のフィードバック

・ホルモンの血中濃度が上昇すると、そのホルモンが（上位）の分泌部位に働きかけ、そこからのホルモン分泌を（抑制）し、そのホルモンの（血中濃度）を一定に保つ。

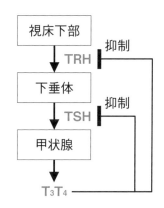

例）視床下部から分泌された甲状腺刺激ホルモン放出ホルモン（TRH）は、下垂体前葉からの甲状腺刺激ホルモン（TSH）の分泌を（促進）し、TSHが甲状腺からの甲状腺ホルモン（T₄、T₃）の分泌を（促進）する。T₄、T₃の血中濃度が増加すると、これらが視床下部や下垂体前葉に作用してTRHやTSHの分泌を（抑制）する結果、T₄、T₃の分泌が（抑制）される。

②ホルモンの作用による負のフィードバック

・ホルモンによりもたらされた（作用）が、そのホルモンの分泌を（抑制）して、体内環境を一定に保つ。

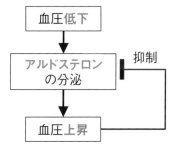

例）血圧が（低下）すると、副腎皮質からアルドステロンが分泌されるが、その作用により血圧が（上昇）すると、アルドステロンの分泌が（抑制）され、それ以上の血圧上昇は抑えられる。

③正のフィードバック

・あるホルモンの濃度や作用が、そのホルモンの分泌をさらに（増加）させるような調節機構。

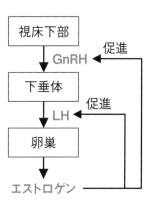

例）ある一定の濃度範囲ではエストロゲンの血中濃度は負のフィードバックによる調節を受けるが、（卵胞）の発育にともないエストロゲンの血中濃度が一定の濃度を超えると、これが（視床下部）に働いてGnRHの分泌を（促進）する。その結果、下垂体前葉から大量の（LH）の分泌が起こり（排卵サージ）、（排卵）が誘発される。

127

10 ▶生殖

☐ 細胞分裂には（体細胞）分裂と、配偶子（精子や卵子）を形成するときの（減数）分裂がある。

☐ 減数分裂では、分裂によって生じた娘細胞の染色体数は分裂前の母細胞の（半分）になるため、精子や卵子の染色体は（23）個である。

☐ 性染色体には（X）染色体と（Y）染色体があり、その組み合わせは男性では（XY）、女性では（XX）である。

☐ （卵子）は常にX染色体を持つが、（精子）にはX染色体染色体を持つ細胞とY染色体を持つ細胞がある。

☐ 卵子がY染色体を持つ精子と受精すると（男性）が、X染色体を持つ精子と受精すると（女性）が誕生する。

☐ （Y）染色体の短腕にある遺伝子が（精巣分化因子）（TDF）を産生し、（精巣）の生成に働く。

☐ 通常、各細胞が持つ染色体は（同じ）であるが、正常な染色体を持つ細胞と異常な染色体を持つ細胞が混在する状態を（モザイク）という。

☐ 真性半陰陽は（XX/XYモザイク）であり、仮性半陰陽は性染色体とは逆の（外性器）を持つ状態である。

☐ 男性仮性半陰陽では性染色体は（XY）であるが、（女性）の外性器となる。一方、女性半陰陽では性染色体は（XX）であるが、（男性）の外性器となる。

★ 性染色体異常

XO	（ターナー）症候群…（卵巣）機能不全
XXX	（トリプルX）症候群（超女性）
XXY	（クラインフェルター）症候群…（精巣）機能不全
XX/XY	（真性半陰陽）

☐ 胎齢4〜5週（妊娠6〜7週）には、原始生殖細胞からなる（生殖腺隆起）（原始生殖腺）がみられ、（男女差）はない。その後、遺伝的男性では生殖腺隆起の（髄質）が発達して（精巣）に分化し、遺伝的女性では、（皮質）が発達して（卵巣）を形成する。

☐ 性差が存在しない時期には、（ウォルフ）管、（ミュラー）管の両方を持つ。

☐ 男性では、精巣の（ライディッヒ）細胞（間質細胞）が分泌する（テストステロン）の作用により（ウォルフ）管が発達し、これが（精巣上体）、（精管）、（精嚢）、（射精管）などの内生殖器に分化する。一方、精巣の支持細胞である（セルトリ）細胞から分泌される（抗ミュラー管）ホルモン（AMH）により、（ミュラー）管は退縮する（図2-29）。

☐ 女性では、（ウォルフ）管が退縮し、（ミュラー）管が発達して（卵管）、（子宮）、（膣上部）などの女性の内生殖器を形成する。

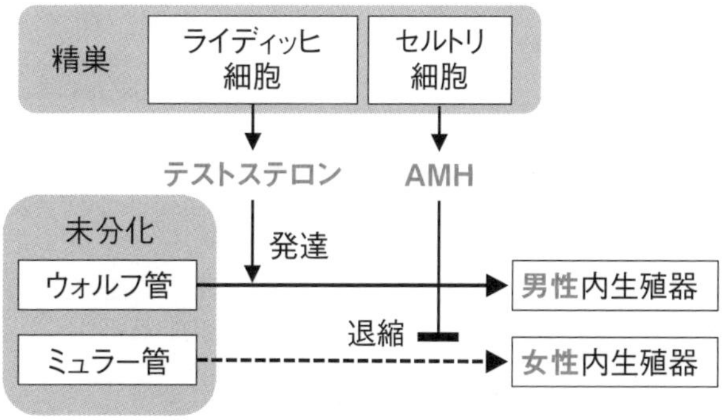

☐ 外部生殖器（外性器）は、（生殖結節）、（生殖隆起）（陰唇陰嚢隆起）、（尿道ひだ）、（尿生殖洞）から分化する。

☐ 思春期になると、視床下部から（ゴナドトロピン放出ホルモン）（GnRH）が分泌され、下垂体前葉からの（ゴナドトロピン）の分泌を刺激する。これが精巣からの（テストステロン）、卵巣からの（エストロゲン）の分泌を促進し、（身体）的な性差が出現する。→（第二次）性徴

図 2-29：内生殖器の分化とホルモン

★ 外生殖器の分化

男性	発生原基	女性
（陰茎亀頭）←	生殖結節	→（陰核）
（前立腺）←	尿生殖洞	→（膣下部）
（尿道海綿体）←	尿道ひだ	→（小陰唇）
（陰嚢）←	生殖隆起	→（大陰唇）

☐ 精巣は、精子形成の場である（精細管）と、その周囲にある（ライディッヒ）細胞から構成される。

☐ ライディッヒ細胞からは（精子）形成に必要な（アンドロゲン）（男性ホルモン）が分泌される。

☐ 精細管内には（セルトリ）細胞が存在し、精子形成を（支持）する。精子は、（精原）細胞→（精母）細胞→（精子）細胞→ 精子の順で作られる。

☐ 完成した精子はセルトリ細胞を離れ、（精巣上体）に移行して成熟し、（運動）機能を獲得する。

☐ 精嚢からの（フルクトース）（果糖）、前立腺からの（クエン酸）はともに精子のエネルギー源になる。

☐ 射精直後の精子には（受精能）はないが、（女性生殖器）内で受精能を獲得する。

☐ （副交感）神経である勃起神経から（アセチルコリン）が分泌され、陰茎の動脈を（拡張）し、勃起が起こる。

☐ 射精は（交感）神経の興奮で起こる。

☐ 膣内に放出された精子の寿命はおよそ（2日）である。

□ 月経から次の月経までの期間を（月経）周期といい、成熟した女性では約（28）日である。

□ 月経周期のうち卵巣での周期的変化を（卵巣）周期といい、（卵胞）期→（排卵）期→（黄体）期の順に進行する。

□ 月経周期のなかで、子宮内膜は（増殖）期→（分泌）期→（月経）期の順に周期的に変化する。

★卵巣周期

卵胞期	出生時、卵巣には約200万の（原始）卵胞が存在し、思春期になると下垂体からの（卵胞刺激ホルモン）（FSH）の作用により原始卵胞のいくつかが（発育）する。このうち1つが成熟して（グラーフ）卵胞となり、（エストロゲン）を分泌する。
排卵期	エストロゲンの血中濃度は（排卵直前）にピークとなり、下垂体からの（黄体形成ホルモン）（LH）とFSHの分泌を刺激する。これによりグラーフ卵胞が破れて（卵子）が卵巣から腹腔内に排出される。→（排卵） 排卵された卵子は、卵管采より（卵管）に入り（子宮）に運ばれる。
黄体期	排卵後の卵胞は（黄体）となり、（エストロゲン）と（プロゲステロン）を分泌する。黄体の寿命は（14±2）日であり、次の月経が始まる4日ほど前から（退化）し、（白体）となる。 妊娠が成立すると黄体は（存続）し、（月経）は起こらない。

★子宮内膜周期

増殖期	月経後、卵胞が分泌する（エストロゲン）の作用により、子宮内膜は残存した基底層から急速に（増殖）する。
分泌期	排卵後、黄体から分泌される（プロゲステロン）の作用により子宮内膜の（分泌）が盛んになり、受精卵の（着床）に備える。また、プロゲステロンは（基礎体温）を上昇させるため、（高温期）となる。
月経期	（黄体）の退化に伴い、エストロゲン、プロゲステロンが（減少）するため、子宮内膜の表層が（剥離）し、血液とともに膣から（排出）される。 →（月経）

□ エストロゲンは、卵胞の（成熟）、骨端線（閉鎖）、骨（形成）促進、血管（拡張）、動脈硬化（抑制）、LDLコレステロール（低下）作用なども持つ。

□ 受精は（卵管膨大部）で起こり、受精卵は直ちに（分裂）を開始する。

□ 受精後、約（1週間）で子宮内膜に到達し（着床）する。

□ 受精卵が着床すると、（母体）由来の成分と（胎児）由来の成分から（胎盤）が形成され、妊娠約（16週）頃に完成する。

□ 胎盤は（ヒト絨毛性ゴナドトロピン）（hCG）を分泌し、これが（黄体）を刺激して存続させる。→（妊娠黄体）

□ hCGは妊娠（初期）に（一過性）に分泌が増加するため、この時期に尿中のhCGを調べることで（妊娠）の有無を検査できる。→（妊娠）反応

□ 妊娠黄体は（エストロゲン）、（プロゲステロン）を分泌するが16週程で退化する。その後、（胎盤）からこれらのホルモンが分泌され、妊娠が（維持）される。

□ 分娩が始まると、下垂体後葉より（オキシトシン）が分泌され、子宮筋を（収縮）させる。→（陣痛）

□ 妊娠中の乳腺はエストロゲンとプロゲステロンにより（発達）するが、乳汁分泌は（抑制）されている。

□ 分娩により胎盤からのホルモン分泌が（低下）すると、乳頭の（吸引）刺激により下垂体前葉からの（プロラクチン）分泌が増加し、（乳汁分泌）を促し、オキシトシンにより（射乳）が起こる。

□ プロラクチンは視床下部からのGnRH分泌を（抑制）するので、卵巣周期は（停止）し、（月経）は起こらない。

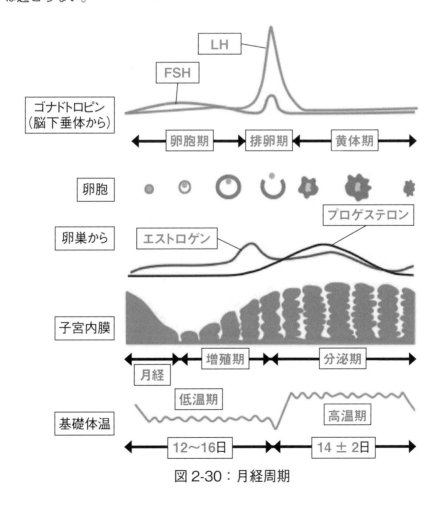

図 2-30：月経周期

10 ▶生殖 Q&A

Question	Answer

1 減数分裂では、娘細胞の染色体数は母細胞と同じになる。

1 ☐ ×：同じ → 半分

2 配偶子は46本の染色体を持つ。

2 ☐ ×：46本 → 23本

3 精子はXY、卵子はXXの性染色体をもつ。

3 ☐ ×：精子はXまたはY、卵子はX染色体のみ。

4 ヒトの性は精子由来の性染色体で決定される。

4 ☐ ○

5 Y染色体にある遺伝子が精巣の形成に関与する。

5 ☐ ○

6 XX/XYモザイクは仮性半陰陽である。

6 ☐ ×：仮性半陰陽 → 真性半陰陽

7 XXXはターナー症候群である。

7 ☐ ×：ターナー症候群 → トリプルX症候群

8 クラインフェルター症候群はX染色体を過剰に持つ。

8 ☐ ○：XXY、XXXYなど。

9 ターナー症候群はX染色体を持たない。

9 ☐ ×：X染色体を一つ持つ。（Xモノソミー）

10 男性では、原始生殖腺の皮質が精巣に分化する。

10 ☐ ×：皮質 → 髄質

11 原始生殖腺皮質は卵巣に分化する。

11 ☐ ○

12 男性ではミュラー管が発達し、ウォルフ管が退縮する。

12 ☐ ×：男性 → 女性

13 女性では抗ミュラー管ホルモンにより、ミュラー管が退縮する。

13 ☐ ×：女性 → 男性

14 ウォルフ管は男性の外性器に分化する。

14 ☐ ×：外性器 → 内性器

15 精嚢はウォルフ管から生じる。

15 ☐ ○

16 抗ミュラー管ホルモンの作用により、精管が発達する。

16 ☐ ×：抗ミュラー管ホルモン → テストステロン

17 女性内生殖器はミュラー管から生じる。

17 ☐ ○

18 ミュラー管から卵巣、卵管、子宮、腟上部が分化する。

18 ☐ ×：卵巣は生殖（腺）隆起の皮質から生じる。

19 女性では、生殖結節が陰核に、尿道ヒダが大陰唇に分化する。

19 ☐ ×：大陰唇 → 小陰唇

20 男性では、生殖結節が陰茎亀頭に、生殖隆起が精嚢になる。

20 ☐ ×：精嚢 → 陰嚢

21 脳における性分化はみられない。

21 ☐ ×：性分化は脳においても起こる。

22 ライディッヒ細胞は精子形成を支持し、栄養を供給する。

22 ☐ ×：ライディッヒ細胞
→ セルトリ細胞

23 セルトリ細胞は、テストステロンを分泌する。

23 ☐ ×：セルトリ細胞
→ ライディッヒ細胞

24 精子の形成は精嚢内で行われ、カウパー腺に入り成熟する。

24 ☐ ×：精巣で形成され、精巣上体で成熟する。

25 精子発生は、精母細胞から始まる。

25 ☐ ×：精母細胞 → 精原細胞

26 精液は精細管で生成される。

26 ☐ ×：精細管
→ 精嚢、前立腺、カウパー腺

27 精液は精嚢分泌液、前立腺液、カウパー腺液が混じったものである。

27 ☐ ○

28 精子の主なエネルギー源は、精嚢液に含まれるブドウ糖である。

28 ☐ ×：ブドウ糖 → 果糖（フルクトース）

29 前立腺液に含まれるクエン酸は精子のエネルギー源となる。

29 ☐ ○

30 精子の運動能は、精母細胞の段階で獲得される。

30 ☐ ×：精母細胞には運動能はない。

31 精子は成熟すると、運動能、受精能を獲得する。

31 ☐ ×：受精能は女性生殖器内で獲得する。

32 FSHやテストステロンの作用により、精子形成が促進される。

32 ☐ ○

33 思春期にはゴナドトロピン分泌が増加し、精子形成が促進される。

33 ☐ ○

34 副交感神経刺激は陰茎の動脈を拡張する。

34 ☐ ○：陰茎海綿洞の血管を拡張して勃起を起こす。

③⑤ 卵巣で起こる周期的な変化を月経周期という。	③⑤ □	×：月経周期 → 卵巣周期
③⑥ 子宮周期は、卵胞期 → 排卵期 → 黄体期の順に変化する。	③⑥ □	×：子宮周期 → 卵巣周期
③⑦ 黄体期は、子宮内膜の増殖期に相当する。	③⑦ □	×：増殖期 → 分泌期
③⑧ 排卵により、卵巣内の原始卵胞数は減少する。	③⑧ □	○
③⑨ 思春期になると、卵巣内の原始卵胞数が増加する。	③⑨ □	×：原始卵胞は増加することはない。
④⓪ 卵胞刺激ホルモンの作用により、原始卵胞が発育する。	④⓪ □	○
④① 成熟した卵胞を黄体という。	④① □	×：黄体 → グラーフ卵胞
④② 成熟卵胞から、卵胞刺激ホルモンが分泌される。	④② □	×：卵胞刺激ホルモン → エストロゲン
④③ 排卵直後、エストロゲンの分泌がピークとなる。	④③ □	×：排卵直後 → 排卵直前
④④ FSH、LHが一過性に増加して、月経が起こる。	④④ □	×：月経 → 排卵
④⑤ エストロゲン濃度の上昇は下垂体からのLHの分泌を引き起こす。	④⑤ □	○：正のフィードバック（第9章 内分泌 参照）
④⑥ 排卵後の卵胞をグラーフ卵胞という。	④⑥ □	×：グラーフ卵胞 → 黄体
④⑦ 黄体からは、黄体形成ホルモンが分泌される。	④⑦ □	×：黄体形成ホルモン → プロゲステロン
④⑧ 黄体の寿命は約28±2日である。	④⑧ □	×：28±2日 → 14±2日
④⑨ エストロゲンは卵胞の発育を促進する。	④⑨ □	○
⑤⓪ エストロゲンは骨形成を抑制する。	⑤⓪ □	×：抑制 → 促進
⑤① エストロゲンは排卵後に増加し、子宮内膜の分泌を促進する。	⑤① □	×：エストロゲン → プロゲステロン
⑤② 子宮内膜分泌期に、黄体形成ホルモンの血中濃度が最大になる。	⑤② □	×：黄体形成ホルモン → 黄体ホルモン
⑤③ プロゲステロンの作用により、子宮内膜が増殖肥厚する。	⑤③ □	×：プロゲステロン → エストロゲン

54 エストロゲン、プロゲステロンが低下して、月経が起こる。

54 ☐ ○

55 プロラクチンは基礎体温を上昇させる。

55 ☐ ×：プロラクチン → プロゲステロン

56 閉経により、ゴナドトロピンの分泌が上昇する。

56 ☐ ○：卵巣ホルモンの低下により負のフィードバック機構が弱くなるため。（第9章 内分泌 参照）

57 受精は子宮で起こる。

57 ☐ ×：子宮 → 卵管膨大部

58 受精卵は、受精後約1週間で着床する。

58 ☐ ○

59 受精卵は子宮内膜に着床後、卵割（細胞分裂）を開始する。

59 ☐ ×：受精直後から卵割が開始する。

60 胎盤は母児双方の成分からつくられる。

60 ☐ ○

61 胎盤では血球が産生される。

61 ☐ ×：卵黄嚢や胎児の肝臓、脾臓などで産生される。

62 妊娠後期に、胎盤からhCGの分泌が増加する。

62 ☐ ×：妊娠後期 → 妊娠初期
※妊娠反応

63 hCGは黄体を刺激して、妊娠黄体にする。

63 ☐ ○

64 妊娠中は胎盤からエストロゲン、プロゲステロンが分泌される。

64 ☐ ○

65 エストロゲンは乳腺発達促進、乳汁分泌促進作用を持つ。

65 ☐ ×：乳汁分泌は抑制する。

66 分娩期にオキシトシンが子宮筋を収縮し、陣痛を起こす。

66 ☐ ○

67 プロラクチンは乳汁分泌抑制作用を持つ。

67 ☐ ×：抑制 → 促進

68 ドパミンはプロラクチンの分泌を抑制する。

68 ☐ ○

69 ドパミンは排卵抑制作用を持つ。

69 ☐ ×：ドパミン → プロラクチン

70 プロラクチンは性腺機能促進作用を持つ。

70 ☐ ×：促進 → 抑制
GnRH分泌を抑制する。

71 バソプレシンは射乳作用を持つ。

71 ☐ ×：バソプレシン → オキシトシン

□ 骨形成様式には、①（膜性）骨化と②（軟骨性）骨化の2つがある。①では、（中胚葉）由来の細胞が骨芽細胞に分化し、直接、結合組織内に骨組織を形成する。骨芽細胞は（コラーゲン）などの骨基質を分泌し、さらにカルシウムやリン酸塩などの（無機質）が沈着して石灰化が起こる。骨芽細胞は（骨）細胞となり、骨組織が形成される。②では、最初に（軟骨）が形成され、徐々に軟骨組織が骨組織に（置換）される。

□ カルシウム代謝の調節には、副甲状腺から分泌される（パラソルモン）（上皮小体ホルモン）、甲状腺から分泌される（カルシトニン）、脂溶性ビタミンである（ビタミンD）などが関与し、（カルシウム調節）ホルモンという。

□ 生体内カルシウムの99%は（骨）組織に含まれる。

□ 血液中では、カルシウムは（タンパク結合）型あるいは（遊離）型として存在する。

□ カルシウムは神経（伝導）、（内分泌腺・外分泌腺）の機能調節、（血液凝固）などに関与している。

□ 細胞外Ca^{2+}濃度が低下すると神経や筋の興奮性が（上昇）し、低カルシウム血性（テタニー）※を生じる。

□ 腸管における能動的なカルシウムの吸収は（ビタミンD）により促進される。

□ ビタミンDは皮膚で（紫外線）の作用により合成される。

□ ビタミンDは（肝臓）および（腎臓）で活性化される。

□ 活性型ビタミンDは、腸管における（カルシウム）や（リン）の吸収を促進する。

□ 活性型ビタミンDは（骨吸収）を促進し、骨からの（カルシウム）や（リン）の動員を促進する。

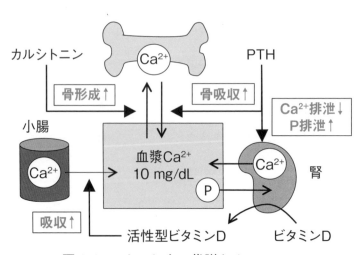

図2-31：カルシウム代謝とホルモン

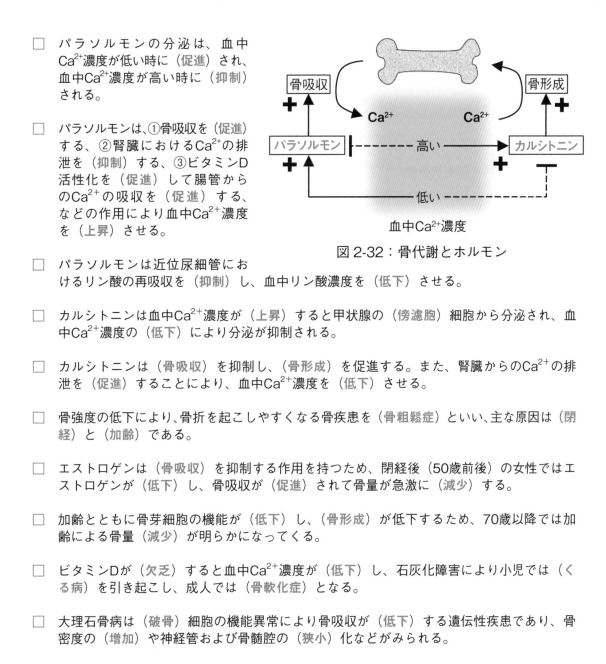

- [ ] パラソルモンの分泌は、血中Ca^{2+}濃度が低い時に（促進）され、血中Ca^{2+}濃度が高い時に（抑制）される。

- [ ] パラソルモンは、①骨吸収を（促進）する、②腎臓におけるCa^{2+}の排泄を（抑制）する、③ビタミンD活性化を（促進）して腸管からのCa^{2+}の吸収を（促進）する、などの作用により血中Ca^{2+}濃度を（上昇）させる。

図 2-32：骨代謝とホルモン

- [ ] パラソルモンは近位尿細管におけるリン酸の再吸収を（抑制）し、血中リン酸濃度を（低下）させる。

- [ ] カルシトニンは血中Ca^{2+}濃度が（上昇）すると甲状腺の（傍濾胞）細胞から分泌され、血中Ca^{2+}濃度の（低下）により分泌が抑制される。

- [ ] カルシトニンは（骨吸収）を抑制し、（骨形成）を促進する。また、腎臓からのCa^{2+}の排泄を（促進）することにより、血中Ca^{2+}濃度を（低下）させる。

- [ ] 骨強度の低下により、骨折を起こしやすくなる骨疾患を（骨粗鬆症）といい、主な原因は（閉経）と（加齢）である。

- [ ] エストロゲンは（骨吸収）を抑制する作用を持つため、閉経後（50歳前後）の女性ではエストロゲンが（低下）し、骨吸収が（促進）されて骨量が急激に（減少）する。

- [ ] 加齢とともに骨芽細胞の機能が（低下）し、（骨形成）が低下するため、70歳以降では加齢による骨量（減少）が明らかになってくる。

- [ ] ビタミンDが（欠乏）すると血中Ca^{2+}濃度が（低下）し、石灰化障害により小児では（くる病）を引き起こし、成人では（骨軟化症）となる。

- [ ] 大理石骨病は（破骨）細胞の機能異常により骨吸収が（低下）する遺伝性疾患であり、骨密度の（増加）や神経管および骨髄腔の（狭小）化などがみられる。

★テタニー症状

神経・筋の興奮性が（上昇）した結果、全身の骨格筋、特に四肢と喉頭の筋肉の（痙攣）が起こる。テタニー徴候の例として、口元を叩いて顔面神経を刺激すると同側の口輪筋が収縮する（クボステック）徴候や、上腕を血圧計のマンシェットで圧迫すると（助産師）の手位が出現する（トルソー）徴候などがある。

11 ▶骨の生理学 Q&A

Question	Answer
1 骨芽細胞は骨細胞になって骨組織を形成する。	**1** ☐ ○
2 骨芽細胞は内胚葉由来の細胞である。	**2** ☐ ×：内胚葉 → 中胚葉
3 膜性骨化は、軟骨組織が骨組織に置き換わる骨化様式である。	**3** ☐ ×：膜性骨化 → 軟骨内骨化
4 骨化の過程で、骨芽細胞がコラーゲンを産生する。	**4** ☐ ○
5 エストロゲンは骨芽細胞の活動を抑制する。	**5** ☐ ×：抑制 → 促進 （骨形成促進に働く）
6 カルシウムやリンなどの無機質が沈着し、骨化が起こる。	**6** ☐ ○
7 カルシウムは筋収縮、血液凝固、骨形成、糖の吸収などに関わる。	**7** ☐ ×：糖の吸収には関与しない。
8 Ca^{2+}は脱分極の発生や止血促進、浸透圧維持などの作用を持つ。	**8** ☐ ×：浸透圧維持の作用はない。
9 血漿Ca濃度の低下により、神経興奮性が増加する。	**9** ☐ ○
10 高Ca血症はテタニーを誘発する。	**10** ☐ ×：高Ca血症 → 低Ca血症
11 成長ホルモンは、カルシウムの代謝調節に関わる。	**11** ☐ ○：骨の成長促進作用がある。
12 オキシトシンはカルシウムの代謝調節に関わるホルモンである。	**12** ☐ ×：オキシトシンは乳汁分泌、射乳作用をもつ。
13 ビタミンBはカルシウムの代謝に関与する。	**13** ☐ ×：ビタミンB → ビタミンD
14 血漿Ca濃度が低下すると、甲状腺からパラソルモンが分泌される。	**14** ☐ ×：甲状腺 → 副甲状腺
15 パラソルモンは骨形成を促進し、骨吸収を抑制する。	**15** ☐ ×：骨形成を抑制し、骨吸収を促進する。
16 パラソルモンは腎からのCaおよびPの排泄を促進する。	**16** ☐ ×：Caの排泄は抑制する
17 パラソルモンはビタミンDの活性化を抑制する。	**17** ☐ ×：抑制 → 促進

18 副甲状腺機能低下では、血中カルシウム濃度は上昇する。

18 ☐ ×：PTHの低下により血中Caは低下する。

19 ビタミンDは腸管からのカルシウム吸収を抑制する。

19 ☐ ×：抑制 → 促進

20 ビタミンDは肝臓と脾臓で活性化される。

20 ☐ ×：脾臓 → 腎臓

21 ビタミンDは皮膚で紫外線の作用により分解される。

21 ☐ ×：分解 → 合成

22 ビタミンDは骨からのカルシウムやリンの動員を促進する。

22 ☐ ○

23 血中Ca濃度が低下すると、甲状腺からカルシトニンが分泌される。

23 ☐ ×：低下 → 上昇

24 カルシトニンは骨形成を促進し、血中Ca濃度を低下させる。

24 ☐ ○

25 エストロゲンは骨吸収を促進する。

25 ☐ ×：促進 → 抑制

26 閉経後エストロゲンが低下すると、骨軟化症が起こりやすくなる。

26 ☐ ×：骨軟化症 → 骨粗鬆症

27 閉経後の骨粗鬆症は骨形成が低下するため起こる。

27 ☐ ×：骨吸収が亢進するため起こる。閉経後、骨形成も亢進するが、骨吸収の亢進が上回る。

28 加齢は骨代謝を低下させるため、骨粗鬆症の原因となる。

28 ☐ ○：加齢により骨形成、骨吸収ともに低下するが、骨形成の低下が骨吸収低下を上回る。

29 骨粗鬆症は骨の石灰化障害である。

29 ☐ ×：骨粗鬆症 → くる病、骨軟化症

30 成人では、ビタミンDの欠乏によりくる病となる。

30 ☐ ×：くる病 → 骨軟化症

31 大理石骨病では、骨吸収障害により骨密度が増加する。

31 ☐ ○

12 ▶体液の生理学

☐ 成人の体液量は、体重のおよそ（60）％である。

☐ 体液は（細胞内液）（体重の40％）と（細胞外液）（体重の20％）に分けられる。

☐ 細胞外液は、（血漿）（体重の5％）と（組織液）（間質液）（体重の15％）に分けられる。

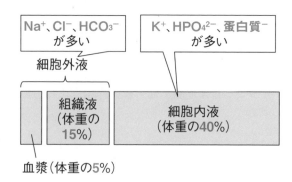

図 2-33：体液の組成

☐ 細胞外液に多い陽イオンは（ナトリウム）イオン（Na^+）、陰イオンは（塩化物）イオン（Cl^-）や（重炭酸）イオン（HCO_3^-）である。

☐ 細胞内液に多い陽イオンは（カリウム）イオン（K^+）、陰イオンは（リン酸）イオン（HPO_4^{2-}）や蛋白質である。

☐ 蛋白質は大きく、毛細血管壁を（通過しにくい）ため、組織液の蛋白質濃度は血漿より（低い）。

☐ （pH）は物質の酸性、アルカリ性を表す指標であり、（水素イオン）濃度から算出される。

☐ pHは（0〜14）までの数値で表し、小さいほど水素イオン濃度が（高く）、酸性度が（強い）。

☐ 血液（動脈血）のpHは、（7.4 ± 0.05）の範囲に保たれている。

☐ 血液のpHが7.35以下になった状態を（アシドーシス）、血液のpHが7.45以上になった状態を（アルカローシス）という。

☐ 血液は代謝によって生じた多量の（揮発）性酸（CO_2）と（不揮発）性酸（乳酸、リン酸、ケトン体など）のため、常に（酸性）に傾きやすい状態にある。

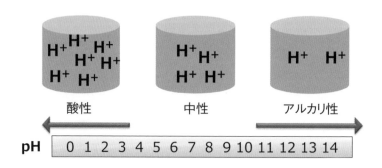

図 2-34：pH と水素イオン濃度の関係

- 代謝により生じる酸の99％は（炭酸）（H_2CO_3）であり、これは（CO_2）と（H_2O）が反応して生成し、（HCO_3^-）と（H^+）に解離する（図2-35）。

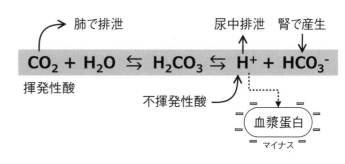

肺で排泄　　尿中排泄　腎で産生

$$CO_2 + H_2O \leftrightarrows H_2CO_3 \leftrightarrows H^+ + HCO_3^-$$

揮発性酸　　　　　　　　　不揮発性酸　　　血漿蛋白　マイナス

図2-35：重炭酸緩衝系

- 揮発性の酸である（CO_2）は（呼吸）によって排泄され、不揮発性の酸は（腎）から（尿）中に排泄される。

- CO_2やH^+は、血液中で（血漿蛋白）や（ヘモグロビン）により緩衝される。（血液緩衝系）

- HCO_3^-は、（腎尿細管）細胞により供給され、（H^+）の緩衝に働く。

- （呼吸困難）などにより、体内の二酸化炭素分圧（PCO_2）が増加すると、血漿pHが（低下）する。→ 呼吸性（アシドーシス）

- 呼吸性アシドーシスにおける代償作用では腎におけるH^+分泌（排泄）が（増加）し、HCO_3^-の産生（再吸収）が（増加）する。

- （過呼吸）などで体内のPCO_2が低下すると、血漿pHが（増加）する。→ 呼吸性（アルカローシス）

- 呼吸性アルカローシスにおける代償作用では腎によるH^+分泌が（低下）し、HCO_3^-の産生（再吸収）が（低下）する。

- 呼吸以外の要因で血漿pHが低下する病態を（代謝性アシドーシス）、血漿pHが上昇する病態を（代謝性アルカローシス）という。

- （腎不全）などでH^+の排泄が低下したり、糖尿病で（ケトン体）が過剰に産生されると代謝性（アシドーシス）になる。

- 嘔吐により（胃酸）を喪失した場合には代謝性（アルカローシス）になる。

- 代謝性アシドーシスでは（呼吸）による代償作用が働き、呼吸が（促進）され、代謝性アルカローシスでは呼吸が（抑制）される。

★ 酸塩基平衡異常と代償作用

病態	原因（例）	血漿pH	PCO_2	HCO_3^-
呼吸性アシドーシス	（呼吸不全）	（↓）	（↑）	（↑※）
呼吸性アルカローシス	（過呼吸）	（↑）	（↓）	（↓※）
代謝性アシドーシス	（糖尿病、腎不全）	（↓）	（↓※）	（↓）
代謝性アルカローシス	（嘔吐）	（↑）	（↑※）	（↑）

※代償作用

12 ▶ 体液の生理学 Q&A

Question	Answer
1 成人の体液量は体重のおよそ30%である。	**1** ☐ ×：30% → 60%
2 正常では、細胞内液よりも細胞外液の方が多い。	**2** ☐ ×：細胞内液の方が多い。
3 細胞内液は体重の約20%を占める。	**3** ☐ ×：20% → 40%
4 血漿は体重の約5%を占める細胞外液である。	**4** ☐ ○
5 細胞内液中に最も多く含まれる陰イオンは、重炭酸イオンである。	**5** ☐ ×：重炭酸イオン → リン酸イオン
6 塩化物イオンは、細胞外より細胞内に多い。	**6** ☐ ×：細胞内より細胞外に多い。
7 カリウムイオンは、細胞内より細胞外に多い。	**7** ☐ ×：細胞外より細胞内に多い。
8 細胞内に最も高濃度に存在する陽イオンはNa^+である。	**8** ☐ ×：Na^+ → K^+
9 組織液中の蛋白濃度は、血漿中よりも高い。	**9** ☐ ×：血漿中よりも低い。
10 pHは血漿中の重炭酸イオン濃度である。	**10** ☐ ×：重炭酸 → 水素
11 正常な動脈血pHは7.4± 0.5である。	**11** ☐ ×：7.4 ± 0.5 → 7.4 ± 0.05
12 水素イオン濃度が低下すると、pHは小さくなる。	**12** ☐ ×：小さくなる → 大きくなる
13 水素イオン濃度が低下すると、pHは酸性に傾く。	**13** ☐ ×：酸性 → アルカリ性
14 動脈血のpHが正常より低くなる状態をアルカローシスという。	**14** ☐ ×：アルカローシス → アシドーシス
15 代謝により生じる酸の99%は炭酸である。	**15** ☐ ○
16 不揮発性酸から生じたH^+は、重炭酸イオンによって緩衝される。	**16** ☐ ○
17 緩衝系は体液のpHを変動しにくくする。	**17** ☐ ○
18 グルコースは血液の緩衝作用に関与する。	**18** ☐ ×：関与しない。
19 血漿蛋白やヘモグロビンは、H^+を緩衝しない。	**19** ☐ ×：緩衝する。

20	肝臓でのビリルビン生成は血液のpHの調節に関与する。	20 □	×：関与しない。
21	腎での尿排泄や肺でのガス交換は血液のpH調節に関与する。	21 □	○
22	呼吸不全でCO_2の排泄が低下すると、呼吸性アルカローシスになる。	22 □	×：呼吸性アルカローシス → 呼吸性アシドーシス
23	腎不全でH^+の排泄が低下すると、代謝性アシドーシスになる。	23 □	○
24	嘔吐による胃酸の喪失は代謝性アシドーシスの原因となる。	24 □	×：代謝性アシドーシス → 代謝性アルカローシス
25	過呼吸は呼吸性アシドーシスの原因となる。	25 □	×：呼吸性アシドーシス → 呼吸性アルカローシス
26	糖尿病におけるケトン体の産生は、代謝性アルカローシスを生じる。	26 □	×：代謝性アルカローシス → 代謝性アシドーシス
27	呼吸性アシドーシスでは、PCO_2が低下する。	27 □	×：低下 → 増加
28	呼吸性アシドーシスでは腎でのH^+分泌（排泄）が抑制される。	28 □	×：抑制 → 促進
29	呼吸性アシドーシスでは腎でのHCO_3^-産生が抑制される。	29 □	×：抑制 → 促進
30	呼吸性アルカローシスでは、腎でのHCO_3^-再吸収が増加する。	30 □	×：増加 → 低下
31	呼吸性アルカローシスの代償作用により、血漿HCO_3^-が上昇する。	31 □	×：上昇 → 低下
32	代謝性アシドーシスでは、血漿HCO_3^-濃度が上昇する。	32 □	×：上昇 → 低下
33	代謝性アシドーシスでは、代償的に呼吸が促進される。	33 □	○
34	代謝性アシドーシスでは、PCO_2が上昇する。	34 □	×：呼吸性代償により、PCO_2は低下する。
35	代謝性アルカローシスでは血漿H^+濃度は低下する。	35 □	○
36	代謝性アルカローシスでは、代償作用によりPCO_2が低下する。	36 □	×：低下 → 増加 代償として呼吸抑制が起こる。

13 ▶神経系の基本的機能

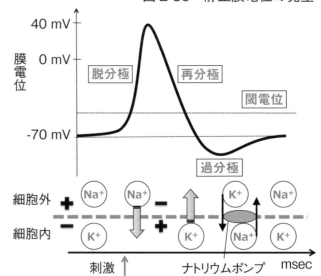

☐ 静止膜電位は、①細胞内に多い（K⁺）の濃度勾配による細胞外への流出と、電位勾配による細胞内への流入が釣り合ったときの（K⁺）の平衡電位及び、②（ナトリウムポンプ）による（Na⁺）の細胞外への汲み出しと（K⁺）の細胞内への流入により形成される（図2-36）。

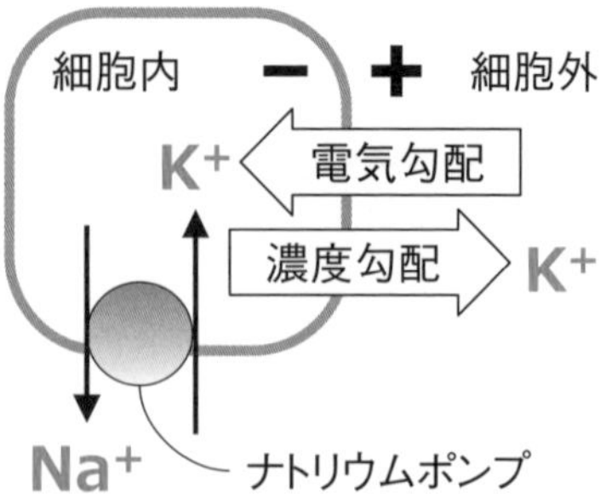

図 2-36：静止膜電位の発生

☐ 細胞に刺激が生じると、細胞膜の（Na⁺）透過性が亢進し、細胞内に（Na⁺）が流入して細胞膜電位が（上昇）する（脱分極）。その後、（K⁺）の透過性が亢進して（K⁺）の流出が生じる（再分極）。膜電位が静止膜電位以下になる（過分極）の後、静止膜電位に戻る（図2-37）。

☐ 脱分極が生じ、膜電位が（閾電位）を超えると活動電位が発生する。この時に必要な最小限の刺激を（閾刺激）という。

☐ 閾刺激以下の大きさ（閾下刺激）では活動電位は発生せず、閾刺激以上の大きな刺激（閾上刺激）を加えても活動電位の（大きさ）は変わらないことを（全か無かの法則）という。

図 2-37：活動電位

☐ 活動電位発生後の一定時間、反応（刺激に対する活動電位の発生）が低下する時間を（不応期）という。このうち、刺激を与えても全く活動電位が発生しない時期を（絶対不応期）といい、閾上刺激であれば反応がみられる時期を（相対不応期）という。

☐ 神経の軸索上を活動電位が伝播していくことを（興奮伝導）という。

興奮伝導の三原則	
（両側性）伝導	軸索に発生した興奮（活動電位）は両方向に伝導する。
（絶縁性）伝導	軸索の興奮は隣接する軸索に伝播することはない。
（不減衰）伝導	軸索の直径が一定であれば、興奮が小さくなることはない。

☐ （髄鞘）は電気的絶縁性が高く、（活動電位）は発生しないため、有髄線維では（跳躍伝導）が起こり、無髄線維より興奮伝導速度は（大きく）なる。

□ 興奮伝導速度は神経線維の（直径）に比例し、直径が大きいほど（速く）、小さいほど（遅く）なる（図2-38）。

□ 神経に対する局所麻酔では、直径の（小さい）神経ほど速く麻酔され、（大きい）神経ほど麻酔されるのに時間がかかる。

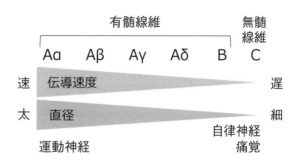

図2-38：神経線維の直径と神経伝導速度

□ 神経終末が他の神経細胞や器官と接合する部位を（シナプス）といい、（神経伝達物質）を介した化学的な情報伝達が行われる。

□ 神経終末には神経伝達物質を含む（シナプス小胞）が存在し、活動電位が神経終末まで伝導されると神経伝達物質が（放出）され、シナプス後膜に存在する（受容体）に結合する。

□ 神経伝達物質には、興奮性の（グルタミン酸）や抑制性の（GABA）や（グリシン）などがある。

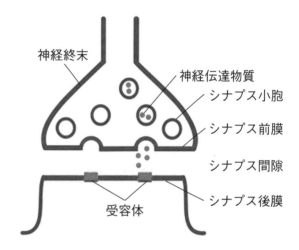

図2-39：シナプスの構造

★ シナプス伝達の性質

（一方向性）伝達	シナプス伝達はシナプス前膜からシナプス後膜への一方向性である。
シナプス（遅延）	シナプス前膜が興奮してから、シナプス後膜が興奮するまでに時間がかかる。
（易疲労）性	シナプス前膜の連続刺激により、神経伝達物質が枯渇するため、シナプス伝達が行われなくなる。

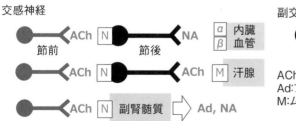

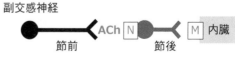

図2-40：自律神経と神経伝達物質

13 ▶ 神経系の基本的機能 Q&A

Question	Answer
1 静止膜電位は負の電位である。	**1** ☐ ○
2 静止膜電位はNa⁺の平衡電位に近い。	**2** ☐ ×：Na⁺ → K⁺
3 静止膜電位の発生にはナトリウムポンプが必要である。	**3** ☐ ○
4 細胞外のK⁺濃度が低下すると、静止膜電位が上昇する。	**4** ☐ ×：K⁺の細胞外流出により膜電位は低下する。
5 ナトリウムポンプの停止により静止膜電位は0mVに近づく。	**5** ☐ ○：細胞内Na⁺の増加により膜電位が上昇する。
6 ナトリウムチャネルの開放により、静止膜電位が発生する。	**6** ☐ ×：Na⁺チャネルは静止膜電位の形成に関与しない。
7 活動電位の脱分極相はK⁺の細胞内への流入により生じる。	**7** ☐ ×：K⁺ → Na⁺
8 活動電位の再分極相ではNa⁺の透過性が高まる。	**8** ☐ ×：Na⁺ → K⁺
9 刺激強度に比例して、活動電位も大きくなる。	**9** ☐ ×：活動電位の大きさは常に一定（全か無かの法則）。
10 神経伝導速度は、軸索の太さに比例する。	**10** ☐ ○
11 一方向性伝導と絶縁性伝導、不減衰伝導を興奮伝導の三原則という。	**11** ☐ ×：一方向 → 両方向
12 無髄線維は、跳躍伝導により有髄線維より速く興奮を伝導する。	**12** ☐ ×：跳躍伝導は有髄線維が行う。
13 触覚の求心線維は、痛覚の求心線維より興奮伝導速度が速い。	**13** ☐ ○：Aβ線維（触覚）の方がAδ、C線維（痛覚）より太い。
14 C線維は跳躍伝導により興奮伝導を行う。	**14** ☐ ×：C線維は無髄線維。
15 活動電位は隣接する神経線維に伝播する。	**15** ☐ ×：伝播しない（絶縁性伝導）。
16 有髄線維の髄鞘を除去すると、両側性伝導が消失する。	**16** ☐ ×：跳躍伝導が障害される。

17 太い有髄線維は、細い有髄線維よりも興奮閾値が低い。

17 □ ○

18 太い有髄線維は、細い有髄線維よりも興奮の伝導速度が遅い。

18 □ ×：遅い → 速い

19 太い有髄線維は細い有髄線維よりも圧迫による麻痺を起こしやすい。

19 □ ○：細い線維の方が圧迫の影響を受けにくい。

20 末梢神経の圧迫により、最初に障害されるのは痛覚である。

20 □ ×：痛覚の感覚線維は細いので圧迫されにくい。

21 太い有髄線維は、細い有髄線維よりも局所麻酔が効きにくい。

21 □ ×：細い線維ほど、速く麻酔される。

22 シナプス伝達は双方向性におこる。

22 □ ×：双方向性 → 一方向性

23 シナプス伝達では時間的な遅れが生じる。

23 □ ○：シナプス遅延

24 シナプス前膜を反復刺激すると、興奮伝達が停止する。

24 □ ○：神経伝達物質が枯渇する（易疲労性）。

25 シナプスの伝達効率は変化しない。

25 □ ×：変化する（シナプスの可塑性）。

26 シナプス伝達では、化学物質がシナプス間隙に放出される。

26 □ ○：神経伝達物質が放出される。

27 グリシンやGABAは興奮性の神経伝達物質である。

27 □ ×：興奮性 → 抑制性

★　感覚神経の分類（数字式分類）

種類	機能	直径	対応
Ia群	筋紡錘	13μm	Aα
Ib群	ゴルジ腱器官		
II群	筋紡錘、触・圧覚	9μm	Aβ
III群	痛覚（即時痛）・温冷覚	3μm	Aδ
IV群	痛覚（遅延痛）	1μm	C

14 ▶ 神経系の機能

☐ 神経系は、（脳）と（脊髄）からなる中枢神経と（脳神経）と（脊髄神経）からなる末梢神経に分けられる。

☐ 末梢神経は、運動や感覚に関わる（体性）神経と内臓の機能調節に関わる（自律）神経に分けられる。

☐ 自律神経は（節前）線維と（節後）線維により、末梢の（効果器）に情報を伝える。

☐ 自律神経の節前線維終末からは（アセチルコリン）が分泌され、交感神経の節後線維終末からは（ノルアドレナリン）が、副交感神経節後線維終末からは（アセチルコリン）が分泌される（図2-40）。

☐ 自律神経節後線維には（ニコチン）性アセチルコリン受容体が存在し、分泌腺や平滑筋などの効果器には（ムスカリン）性アセチルコリン受容体が存在する。

☐ 瞳孔（散大）筋、副腎（髄質）、立毛筋、（汗腺）、大部分の血管は交感神経のみの支配を受け、瞳孔（括約）筋は副交感神経のみの支配を受ける。

★ 自律神経の機能

交感神経	効果器	副交感神経
散瞳	瞳孔	縮瞳
（粘液）性の分泌	唾液腺	（漿液）性の分泌
拡張	気道	収縮
心拍数↑収縮力↑	心臓	心拍数↓収縮力↓
収縮	血管	ほとんど作用しない
運動・分泌↓	消化管	運動・分泌↑
グリコーゲン（分解）	代謝	グリコーゲン（合成）
（蓄尿）促進	膀胱	（排尿）促進

☐ 内外環境の刺激に対して、意識することなく筋活動や腺分泌などの生体反応を起こすことを（反射）といい、刺激を受け取る（受容器）から反射中枢を経て（効果器）に連なる神経経路を（反射弓）という。

☐ 反射中枢が脊髄にあるものを（脊髄）反射といい、反射中枢が脳幹にあるものを（脳幹）反射という。反射弓が体性神経系で構成されるものを（体性）反射といい、自律神経系が関わるものを（内臓）反射という。

☐ 内臓の異常が（自律）神経求心性線維により中枢に伝達され、（運動）神経を興奮させ（骨格筋）の収縮を起こす内臓−体性反射の例として、腹膜の刺激により腹筋が収縮する（筋性防御）がある。

□ 骨格筋が伸長すると、その
筋が収縮する反射を（伸張
反射）といい、生体内で唯
一の（単シナプス）反射で
ある。

□ 骨格筋には筋の伸張を受容
する（筋紡錘）が存在する。
その内部には（錘内）筋線
維があり、（錘外）筋線維と
平行に並ぶ（図2-41）。

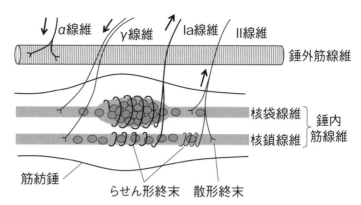

図2-41：筋紡錘の構造

□ 脊髄前角からのα運動ニュ
ーロンは（錘外）筋線維を
支配し、γ運動ニューロンは（錘内）筋線維の両側部を収縮させる。

□ 錘内筋線維の中央には（Ia）線維が（らせん）形終末を形成し、その外側に（II）線維が（散）
形終末を形成する。これらの求心性線維は筋（伸張）時に興奮し、筋の（長さ）や（伸張
速度）を中枢に伝える役割を持つ。

□ （γ）運動ニューロンは錘内筋線維の両端を収縮させ、筋紡錘を（伸長）することで、求心
性線維（Ia、II）の感度を（増加）させる。

□ 伸張反射では、筋伸長により（Ia）線維
が興奮し、脊髄内でシナプスを介して
（α）運動ニューロンを興奮させ、その
筋が（収縮）する（図2-42）。

□ 伸張反射は（抗重力筋）で特に発達し
ており、（姿勢維持）に重要な役割を果
たしている。

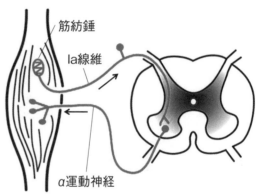

図2-42：伸張反射

★ 内臓反射の種類

内臓反射の種類	求心路	遠心路	例
（ 内臓―内臓 ）反射	自律神経	自律神経	血圧調節（圧受容器反射）、消化管運動（胃―大腸反射など）、膀胱機能など。
（ 体性―内臓 ）反射	体性神経	自律神経	皮膚への痛み刺激により交感神経活動（心拍数上昇、発汗など）が誘発される。
（ 内臓―体性 ）反射	自律神経	体性神経	腹腔内の炎症が腹筋群を収縮させる（筋性防御）。

□ ゴルジ腱紡錘は筋線維と（直列）に配置され、筋収縮時に（Ib）線維を介して中枢に情報を伝え、その筋の収縮を（抑制）する（図2-43）。

□ 皮膚や深部組織に侵害刺激が与えられると、同側の屈筋が反射的に収縮する反応を（屈曲反射）という。

□ 延髄の前庭神経核［（ダイテルス核）］から始まる前庭脊髄路は、伸筋の運動に対して（促進）的に、屈筋の運動に対して（抑制）的に働く。

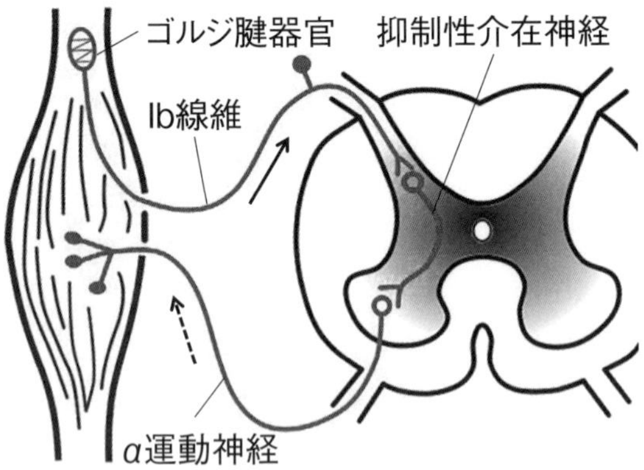

図 2-43：Ib 抑制

□ 中脳の上丘と下丘の間を切断した（除脳）動物では、γ運動ニューロンの脱抑制により、すべての伸張反射が（亢進）する（除脳固縮）。この時、（前庭神経核）は健在であるため、すべての屈曲反射が（消失）する。

□ 脊髄の半側が障害された場合、障害側の障害部位以下の（随意運動）麻痺と、（深部感覚）麻痺、皮膚の血管運動障害が起こる。一方、（温痛覚）の上行路である前側索系（脊髄視床路）は脊髄内で交叉するため、障害の反対側で（温痛覚）の麻痺が起こる。

□ 延髄には（心臓）中枢や（呼吸）中枢、血管運動中枢、（嚥下）中枢、咳中枢、嘔吐中枢など生命維持に不可欠な中枢が局在する。

□ 視床下部は、（自律神経系）の統合中枢、（内分泌）の調節、（体温調節）中枢、摂食・飲水・性行動など（本能行動）の調節など役割を持つ。

□ 大脳辺縁系は、本能行動や（情動）行動、（記憶）、運動機能に関与する。

□ 小脳は、随意運動の（調節）や身体の（平衡）や（姿勢）の維持、運動の（学習）などの機能を持つ。

□ 大脳基底核は（錐体外路）系の一部であり、随意運動の（調節）や（不随意）運動に関与する。

□ 大脳基底核の障害には、筋緊張が（亢進）し、筋固縮や（寡動）・無動を特徴とする（パーキンソン病）や、筋緊張低下や運動亢進を特徴とする（ハンチントン舞踏病）、バリスムス、アテトーゼ、ジストニーなどがある。

- 大脳皮質は（高次機能）に関わる部位で、機能的に（運動）野、（感覚）野、（連合）野に分類される。ヒトでは特に（連合）野が発達しており、前頭葉に（ブローカ）野、側頭葉に（ウェルニッケ）野などの言語野が局在する（図2-44）。

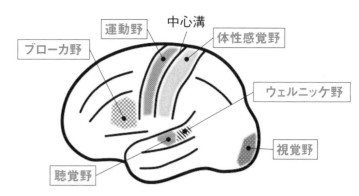

図2-44：大脳皮質の機能局在

- 大脳皮質の中心前回には（一次運動）野が局在し、支配する体の（部位）ごとに運動ニューロンが局在する。顔面や指先など精緻な運動をする部位を支配する領域は、運動野に占める割合が（大きい）。

- 脳波は大脳皮質神経細胞の（自発）的な電気活動を記録したもので、（周波数）によって4つに分類される。

	脳波	周波数（Hz）	生理学的意義
δ	〜〜	0.5〜3.5	（深睡眠）時にみられる。（新生児）や（幼児）の基礎律動として現れる。
θ	〜〜	4〜7	（入眠）時にみられる。（小児）の基礎律動として現れる。
α	〜〜	8〜13	（安静閉眼覚醒）時にみられる。開眼により（抑制）される（α波阻止）。
β	〜〜	14〜	（精神活動）時、（開眼）時にみられる。

- 成人の安静閉眼覚醒時に認められない異常脳波として、（棘波）（spike）、鋭波、θ波やδ波などの（徐波）、棘徐波結合などがある（図2-45）。

- 睡眠は4つの睡眠深度からなる（ノンレム）睡眠と急速な眼球運動（Rapid Eye Movement）を伴う（レム）睡眠に分けられる。

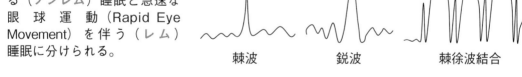

棘波　　　　　鋭波　　　　　棘徐波結合

図2-45：異常脳波

- ノンレム睡眠時には、睡眠深度が深くなるにつれ（高振幅）の徐波が増加し、レム睡眠時には比較的（低振幅）の徐波がみられる。

- レム睡眠時には（骨格筋）の活動は完全に消失しているが、（脳波）は覚醒時と近く、（夢）を見ていることが多い。

14 ▶ 神経系の機能 Q&A

Question	Answer

1 体性神経は、心筋、血管平滑筋、消化管平滑筋を支配する。

1 ☐ ×：心筋や平滑筋は自律神経により支配される。

2 舌咽神経は、舌の後1/3の味覚や唾液分泌、舌運動に関与する。

2 ☐ ×：舌運動は舌下神経が関与する。

3 顔面神経は、表情筋の運動や、顔面感覚、唾液の分泌に関与する。

3 ☐ ×：顔面感覚は三叉神経が関与する。

4 副交感神経の節後線維終末からはノルアドレナリンが放出される。

4 ☐ ×：ノルアドレナリン → アセチルコリン

5 自律神経節における神経伝達物質はアセチルコリンである。

5 ☐ ○：節前線維終末からはAChが放出される。

6 交感神経節後ニューロンにはムスカリン受容体が存在する。

6 ☐ ×：ムスカリン受容体 → ニコチン受容体

7 ニコチン受容体は骨格筋や消化管の平滑筋に存在する。

7 ☐ ×：ニコチン受容体 → ムスカリン受容体

8 汗腺や立毛筋、副腎髄質、瞳孔散大筋は交感神経のみから支配される。

8 ☐ ○：その他、多くの血管は交感神経のみの支配。

9 気管支拡張、消化管運動亢進、縮瞳は副交感神経作用である。

9 ☐ ×：気管支拡張は交感神経作用。

10 交感神経興奮時には、冠状動脈や骨格筋の血管は収縮する。

10 ☐ ×：拡張する。その他の血管は収縮する。

11 副交感神経の興奮により、心機能が抑制される。

11 ☐ ○

12 交感神経の興奮により、唾液分泌は抑制される。

12 ☐ ×：粘液性の唾液分泌が促進される。

13 交感神経の興奮により、胃液分泌が促進される。

13 ☐ ×：促進 → 抑制

14 交感神経の興奮によりカテコールアミンの分泌が亢進する。

14 ☐ ○：副腎髄質を刺激し、NAdやAdの分泌を促す。

15 排便に関わるのは、副交感神経の興奮である。

15 ☐ ○

16 脊髄反射には、伸張反射、屈曲反射、前庭迷路反射などがある。

16 □ ×：前庭迷路反射は脳幹反射の一種である。

17 立ち直り反射や、折りたたみナイフ反射は脳幹反射の一種である。

17 □ ×：折りたたみナイフ反射は脊髄反射の一種である。

18 筋性防御は体性－内臓反射の一種である。

18 □ ×：体性－内臓反射
→ 内臓－体性反射

19 α運動ニューロンは脊髄の白質部分に存在する。

19 □ ×：白質 → 灰白質
神経の細胞体は灰白質にある。

20 α運動ニューロンは、脊髄でIa線維とシナプスをつくる。

20 □ ○：脊髄前角でシナプスを形成する。

21 α運動ニューロンは、後根を通る。

21 □ ×：後根 → 前根
感覚線維は後根から入り、運動線維は前根から出る。

22 神経支配比※は、体幹筋などの粗大な運動に関わる筋で大きい。
※1個の運動ニューロンが支配する筋線維の数。

22 □ ○：神経支配比は細かい運動に関わる筋（指の筋肉や外眼筋）で小さい。

23 α運動ニューロンは錘内筋線維を支配する。

23 □ ×：錘内筋 → 錘外筋
錘内筋はγニューロンが支配。

24 Ia線維の神経終末は錘外筋線維の中央部に終わる。

24 □ ×：錘内筋線維中央にらせん形終末を形成する。

25 γ運動ニューロンは、筋紡錘の感度を調節する。

25 □ ○

26 Aα線維は、触圧覚を伝える。

26 □ ×：触圧覚はAβ線維が伝える。

27 Ia線維及びII線維は、筋収縮時に興奮する。

27 □ ×：筋伸長により、筋紡錘が伸長した時に興奮する。

28 伸張反射は単シナプスを介する固有反射である。

28 □ ○

29 伸張反射の受容器は、腱紡錘である。

29 □ ×：腱紡錘 → 筋紡錘

30 伸張反射は抗重力筋を持続的に収縮させ、姿勢保持に関与する。

30 □ ○

31 前庭眼球反射は脊髄反射である。

31 □ ×：反射中枢は前庭神経核であり、脳幹反射の一つ。

32 除脳固縮ではすべての伸張反射および屈曲反射が消失する。

32 □ ×：伸張反射は亢進する。

33 除脳固縮では、前庭神経核（ダイテルス核）の活動は健在である。

33 □ ○：ダイテルス核は伸張反射に促進的に働く。

34 脊髄の右半分の障害により、病変部以下の左半身の温覚が障害される。

34 □ ○：温痛覚の上行路は脊髄で交叉する。

35 脊髄の右半分が障害されると、病変部以下の左半身の深部感覚が障害される。

35 □ ×：左半身 → 右半身
深部感覚の上行路は脊髄で交叉しないため、障害の同側が障害される。

36 脊髄の半側障害により、対側の随意運動麻痺がみられる。

36 □ ×：対側 → 同側
錐体路は脊髄で交叉しない。

37 下部胸髄の左半側が障害されると、左下肢の皮膚血管運動が障害される。

37 □ ○

38 下部胸髄の左半側が障害されると、左下肢の痛覚が障害される。

38 □ ×：左下肢 → 右下肢

39 錐体交叉直後の左外側皮質脊髄路の切断により、右下肢の随意運動が障害される。

39 □ ×：右下肢 → 左下肢

40 脊髄後根の切断では、感覚障害のみがみられる。

40 □ ○：後根は主に感覚神経からなる。

41 脊髄ショックでは、障害部位以下のすべての脊髄反射が消失する。

41 □ ○：他、全ての随意運動麻痺、感覚消失がおこる。

42 視床下部は血糖値や肺胞換気量、細胞外液量、体温の調節に関与する。

42 □ ×：肺胞換気量には関与しない。

43 延髄には、嘔吐中枢、嚥下中枢、唾液分泌中枢、満腹中枢が存在する。

43 □ ×：満腹中枢は視床下部に存在する。

44 呼吸中枢、循環中枢は視床下部に存在する。

44 □ ×：視床下部 → 延髄

45 小脳は情動発現に関与する。

45 □ ×：小脳は運動機能に関与する。

46 バビンスキー反射は、大脳基底核の障害によりみられる病的反射である。

46 □ ×：大脳基底核 → 錐体路

47 ハンチントン舞踏病では、筋緊張の亢進により寡動がみられる。

47 □ ×：ハンチントン舞踏病 → パーキンソン病

48 体性感覚野と運動野は前頭葉に局在する。

48 □ ×：体性感覚野は頭頂葉（中心後回）に局在する。

49 一次運動野は中心前回に局在する。

49 □ ○

50 一次運動野からの神経はシナプスを介さず、骨格筋を支配する。

50 □ ×：脊髄前角で運動神経とシナプス接続する。

51 聴覚野は頭頂葉、視覚野は後頭葉に局在する。

51 □ ×：聴覚野は側頭葉にある。

52 側頭葉が障害されると、触覚認知が不能となる。

52 □ ×：側頭葉 → 頭頂葉

53 後頭葉障害では、意欲の減退がみられる。

53 □ ×：後頭葉 → 前頭葉

54 頭頂葉障害では、身体部位の認知が不能となる。

54 □ ○

55 α波は、安静開眼時にみられる基礎律動である。

55 □ ×：α波は、安静閉眼覚醒時にみられる。

56 麻酔時には、δ波がみられる。

56 □ ○：その他、成人で深睡眠時にみられる。

57 精神活動時にみられる脳波は、α波である。

57 □ ×：α波 → β波

58 棘波は睡眠時にみられる正常脳波の一種である。

58 □ ×：棘波は異常脳波の一種である。

59 レム睡眠時には高振幅の徐波がみられる。

59 □ ×：高振幅 → 低振幅

60 ノンレム睡眠時には、急速な眼球運動がおこる。

60 □ ×：ノンレム睡眠 → レム睡眠

61 ノンレム睡眠時には、姿勢維持に関わる筋活動が急激に減少する。

61 □ ×：ノンレム睡眠 → レム睡眠

★　神経伝導路と脊髄障害

	伝導路	脊髄の半側障害の影響
随意運動	（錐体路）：（延髄）で交叉	障害部位以下で（障害）側の随意運動麻痺
深部感覚	（後索路）：（延髄）で交叉	障害部位以下で（障害）側の深部感覚麻痺
温痛覚	（前側索系）：（脊髄）で交叉	障害部位以下で（反対）側の温痛覚麻痺
触圧覚	後索路、前側索系	両側性に障害されるが、完全には麻痺しない。

15 ▶ 筋肉の機能

☐ 筋組織は形態学的、生理学的に（骨格筋）、（心筋）、（平滑筋）に区分される。

★ 筋の種類

	骨格筋	心筋	平滑筋
筋線維	（横紋）筋	（横紋）筋	（平滑）筋
支配神経	（運動）神経	（自律）神経	（自律）神経
随意・不随意	（随意筋）	（不随意筋）	（不随意筋）
細胞	（多核）細胞	（単核）細胞	（単核）細胞
収縮	（強縮）が多い	（単収縮）のみ	ほとんど（強縮）
疲労	（疲労しやすい）	（疲労しにくい）	（疲労しにくい）
絶対不応期	（1〜2）m秒	（200〜300）m秒	（50〜100）m秒

☐ 横紋筋の収縮は、細い（アクチンフィラメント）が太い（ミオシンフィラメント）の間に滑り込むことで起こるため（滑走説）、両フィラメントの長さは（変化しない）。（ミオシンフィラメント）からなる（A）帯（暗帯）の長さは変化せず、（I）帯（明帯）の長さが短くなる（図2-46）。

☐ 骨格筋の筋線維は（遅筋）（TypeⅠ）と（速筋）（TypeⅡB）、さらにこれらの中間の性質をもつ（中間筋）（TypeⅡA）に分類される。

★ 骨格筋の種類

	Ⅰ（遅筋）	ⅡA（中間筋）	ⅡB（速筋）
収縮速度	（遅い）	（速い）	（速い）
疲労	（遅い）	（中等度）	（速い）
筋線維の太さ	（細い）	（中等度）	（太い）
色	（赤い）	（赤い）	（白い）
グリコーゲン	（少ない）	（多い）	（多い）
ミオグロビン	（多い）	（多い）	（少ない）
ミトコンドリア	（多い）	（多い）	（少ない）
ATPの供給源	（クエン酸回路）（電子伝達系）	（クエン酸回路）（電子伝達系＋解糖系）	（解糖系）

☐ 遅筋は赤色の（酸素）結合タンパクである（ミオグロビン）を多く含むため（赤筋）ともよばれる。また、（ミトコンドリア）が多く、クエン酸回路や電子伝達系により持続的かつ効率的にATPを産生できるため、（持続的）な収縮が可能である。

☐ 速筋は筋線維が（太く）、より強い力で収縮できる。（グリコーゲン）を多く含むため、（解糖系）により瞬発的にATPを産生することができるが、グリコーゲンが（枯渇）すると速やかに疲労する。

☐ 骨格筋が（運動神経）終末と接合する部分を（神経筋接合（運動終板））とよぶ。

☐ 運動神経が興奮すると神経終末から（アセチルコリン）が放出され、骨格筋の受容体に結合する。これにより、神経筋接合部で（終板電位）（EPSP）が発生し、筋細胞膜に（活動電位）が発生する。これが（横行小管）を介して（筋小胞体）に伝わり、同小胞体から（Ca^{2+}）が放出される。これが（トロポミオシン）の（トロポニン）に結合すると（トロポミオシン）の収縮抑制作用が解除され、（ミオシン）フィラメントが（アクチン）フィラメントに結合し、筋収縮を起こす（図2-46）。

☐ 筋細胞に1回の活動電位が生じることにより起こる1回の筋収縮を（単収縮）という。

☐ 単収縮の途中で活動電位がおこれば、収縮は加算されて（大きく）なる。これを収縮の（加重）といい、これが短時間間隔で繰り返し起こる状態を（強縮）という。
※活動電位は（加重）しない。

☐ 単収縮の繰り返しや強縮により、収縮力が減少していくことを（筋疲労）という。この時、骨格筋では（乳酸）の蓄積がみられる。

☐ 筋収縮・弛緩の直接的なエネルギーは（アデノシン3リン酸）（ATP）であり、（クレアチンリン酸）の分解により生成する（ローマン反応）。この系で産生されるATPは少なく、運動が持続するときには（TCA回路）（クエン酸回路）からのATP供給が必要になる。運動強度が大きくなると、（グリコーゲン）の分解と（解糖）系によりATPが産生される。

☐ （等尺性）収縮は筋が収縮しても筋長に変化がなく、関節運動も起こさない状態で、（静止性）収縮と同義である。

☐ （等張性）収縮は筋張力が変化せずに収縮する状態である。

☐ 心筋では脱分極後（Ca^{2+}）が持続的に流入するため、活動電位の持続が（長く）、不応期が（長く）なるため、（加重）は起こらない。また、心筋細胞同士は（ギャップ結合）で連結され電気的に密に連携しているため、一体化して収縮することができる。

☐ 平滑筋は（紡錘）形の（単核）細胞で構成され、主に（内臓）の運動を制御する。

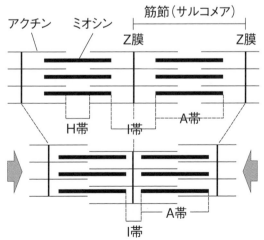

図2-46：フィラメントの滑走説

15 ▶筋肉の機能 Q&A

Question	Answer
1 心筋と平滑筋は随意筋である。	**1** ☐ ×：随意筋 → 不随意筋 　　自律神経により支配される。
2 骨格筋は自律神経支配である。	**2** ☐ ×：自律神経 → 運動神経 　　随意筋である。
3 骨格筋は多核細胞である。	**3** ☐ ○
4 平滑筋は紡錘形の単核細胞である。	**4** ☐ ○
5 心筋の収縮は強縮のみである。	**5** ☐ ×：強縮 → 単収縮 　　不応期が長く、加重は起こらない。
6 平滑筋は疲労しやすい。	**6** ☐ ×：疲労しにくい 　　わずかなエネルギーしか消費しな 　　いため。
7 骨格筋の不応期は心筋に比べ著しく長い。	**7** ☐ ×：長い → 短い 　　心筋は活動電位持続時間が長い。
8 骨格筋細胞は分枝する。	**8** ☐ ×：骨格筋細胞 → 心筋細胞
9 筋原線維にはミオシンとアクチンが含まれる。	**9** ☐ ○
10 ミオシンフィラメントはアクチンフィラメントより太い。	**10** ☐ ○
11 平滑筋にはフィラメントが存在しない。	**11** ☐ ×：アクチン、ミオシンが存在するが、 　　規則的な配列はない。
12 アクチン、ミオシンが短縮し、筋収縮が起こる。	**12** ☐ ×：筋原線維は短縮しない。アクチン 　　がミオシンの間に入り込み、筋収 　　縮が起こる。
13 筋収縮によりA帯の長さが変化する。	**13** ☐ ×：変化しない。I帯が短くなる。
14 骨格筋には運動終板が存在する。	**14** ☐ ○
15 遅筋のATP供給源は主に解糖である。	**15** ☐ ×：解糖 　　　　→ クエン酸回路、電子伝達系
16 速筋と比べて遅筋ではミトコンドリアは少ない。	**16** ☐ ×：少ない → 多い
17 遅筋の筋線維は速筋に比べ細い。	**17** ☐ ○

18 遅筋の色調は白色である。

18 □ ×：遅筋 → 速筋
ミオグロビンが少ない白筋であるため。

19 速筋は遅筋に比べグリコーゲンの含量が多い。

19 □ ○

20 速筋は遅筋に比べ疲労しにくい。

20 □ ×：疲労しやすい。
グリコーゲンが枯渇するため。

21 ミオグロビン、ミトコンドリアが多いのはⅠ型筋である。

21 □ ○：遅筋
ミオグロビンが多いため赤い（赤筋）。

22 グリコーゲン含量が少ないのはⅡB型筋である。

22 □ ×：ⅡB型 → Ⅰ型

23 骨格筋収縮に先行し活動電位が発生する。

23 □ ○

24 クラーレは受容体に結合して骨格筋に活動電位を発生させる。

24 □ ×：クラーレ → アセチルコリン。
クラーレは受容体に結合し、活動電位の発生を抑制する。

25 骨格筋収縮時には筋小胞体からCa^{2+}が放出される。

25 □ ○

26 収縮時、骨格筋は乳酸を直接のエネルギー源とする。

26 □ ×：乳酸 → ATP

27 筋の強縮は活動電位の加重によって起こる。

27 □ ×：活動電位は加重しない。

28 等尺性収縮では筋肉の張力は一定である。

28 □ ×：張力 → 長さ

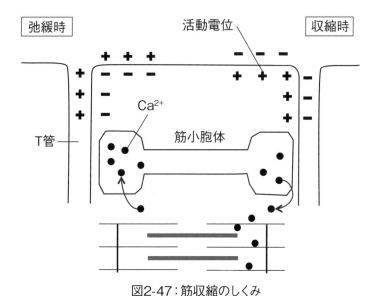

図2-47：筋収縮のしくみ

16 ▶感覚の生理学

☐ 感覚は、（特殊）感覚、（体性）感覚、（内臓）感覚に大別される。

☐ 特殊感覚には（視覚）、（聴覚）、（嗅覚）、（味覚）、（平衡感覚）がある。

☐ 体性感覚には皮膚や粘膜の感覚である（皮膚）感覚と、筋、腱、関節の感覚である（深部）感覚がある。

☐ 深部感覚には（運動感覚）や（深部痛覚）がある。

☐ 内臓感覚は求心性の（自律）神経系により伝達される。

☐ 生体内外の環境変化に関する情報を刺激として受け入れることを（受容）という。

☐ 感覚器の中で受容の機能を担っているものを（受容器）といい、各種刺激を感覚神経の（活動電位）（インパルス）に変換する。

☐ ある受容器は、特定の刺激に対して閾値が（低い）（敏感に反応する）。この特定の刺激を（適刺激）という。

☐ 受容器から感覚神経の活動電位へと変換するには（起動）電位または（受容器）電位の発生が必要である。これは（非伝導）性の脱分極であり、刺激（強度）や刺激（時間）に応じて振幅が変化する。この脱分極が（閾値）以上になると活動電位が発生する。

☐ 刺激強度が増加すると受容器電位が（大きく）なり、活動電位の（発生頻度）が増加する（図2-48）。

☐ 持続的な刺激に対して、感覚神経の活動電位の発生頻度が低下する（感覚が弱くなる）ものを（順応）という。

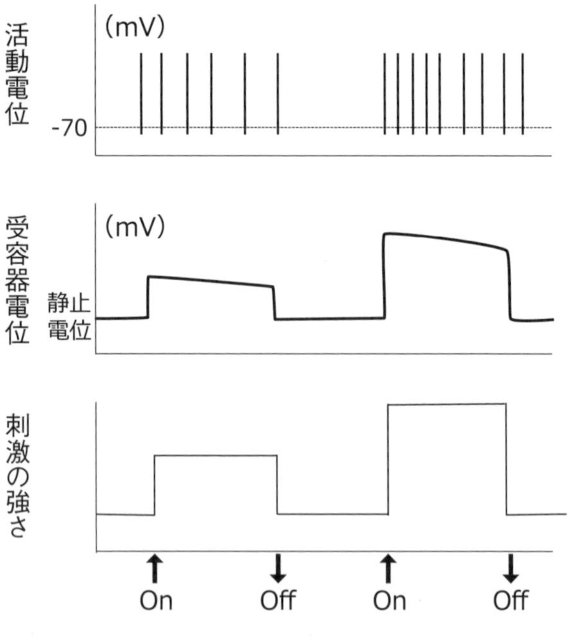

図 2-48：受容器電位と感覚神経の活動電位

☐ 嗅覚や触覚は比較的順応が（速く）、痛覚は順応が（遅い）。

☐ 順応が速い受容器を（相動性）受容器といい、（パチニ）小体などがある。

☐ 順応が遅い受容器を（持続性）受容器といい、（筋紡錘）、（冷・痛覚）受容器、頸動脈（洞）受容器、肺胞の（伸展）受容器などがある。

□ 皮膚感覚の受容器は（感覚）神経の終末に存在し、それぞれの終末は（1種類）の皮膚刺激を受容する。

★　皮膚感覚の種類と受容器

皮膚感覚	受容器
触・圧覚	（ルフィニ）小体、（メルケル）触覚盤、（パチニ）小体、（マイスネル）小体
温覚	（自由）神経終末
冷覚	（クラウゼ）小体［（自由）神経終末］
痛覚	（自由）神経終末

□ （触圧覚）は皮膚が変形した時に生じる感覚で、（触覚）は（圧覚）よりも弱いものと考えられる。

□ 触圧覚は（Aβ）線維により、温覚や冷覚は（Aδ）線維により中枢まで伝達される。

□ 触圧覚や意識される深部感覚の1次求心性線維は（後根）から脊髄に入り、（後索）を上行して延髄の（薄束核）や楔状束核で2次ニューロンとシナプスを形成する。2次ニューロンは（交叉）して対側の（内側毛帯）を上行し、視床に至る。

□ 温痛覚の1次求心性線維は脊髄（後角）で2次ニューロンとシナプスを形成し、（脊髄）で2次ニューロンが交叉して前外側（前側索）を上行し、（視床）に至る（図2-49）。

□ 痛覚は（侵害刺激）により引き起こされ、有髄の（Aδ）線維により速い痛み（一次痛）が、無髄の（C）線維により遅い痛み（二次痛）が伝達される。

□ 二次痛は、機械的刺激、化学的刺激、熱刺激などの多様な刺激に反応する（ポリモーダル受容器）に受容される。

□ 1種類の皮膚刺激に反応する受容器の存在部位を（感覚点）といい、（痛）点が最も多く、（温）点が最も少ない。

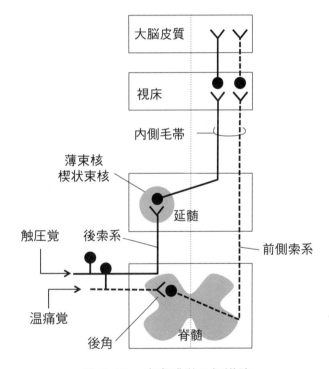

図2-49：皮膚感覚の伝導路

□ 皮膚の2点に加えられた刺激を2点と感じる最小の距離を（2点弁別閾）といい、触圧点の密度が高い指先や舌などで（小さく）、密度が低い腕、腿、背部などで（大きい）。

□ 深部感覚の受容器には、関節包の（ルフィニ）小体や（筋紡錘）、（ゴルジ腱器官）などがある。

□ 眼球に入る光は、（角膜）→ 眼房水 →（水晶体）→（硝子体）と進み、（網膜）に達する。

□ 虹彩は（光量）を調節する部位で、虹彩内の（瞳孔括約筋）の収縮により縮瞳が、（瞳孔散大筋）の収縮により散瞳が起こる。

□ 光は角膜や（水晶体）で曲げられ、網膜上の焦点に結像する。

□ 網膜の中心にある直径1.5mm～2mmの小さな部分を（黄斑部）といい、さらにその中心にある（中心窩）は視細胞が最も多く存在するため、視力が最も良い部分である。

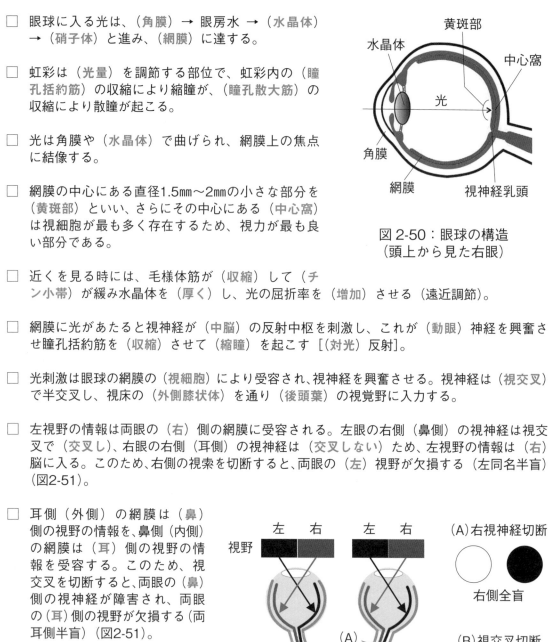

図 2-50：眼球の構造
（頭上から見た右眼）

□ 近くを見る時には、毛様体筋が（収縮）して（チン小帯）が緩み水晶体を（厚く）し、光の屈折率を（増加）させる（遠近調節）。

□ 網膜に光があたると視神経が（中脳）の反射中枢を刺激し、これが（動眼）神経を興奮させ瞳孔括約筋を（収縮）させて（縮瞳）を起こす［（対光）反射］。

□ 光刺激は眼球の網膜の（視細胞）により受容され、視神経を興奮させる。視神経は（視交叉）で半交叉し、視床の（外側膝状体）を通り（後頭葉）の視覚野に入力する。

□ 左視野の情報は両眼の（右）側の網膜に受容される。左眼の右側（鼻側）の視神経は視交叉で（交叉し）、右眼の右側（耳側）の視神経は（交叉しない）ため、左視野の情報は（右）脳に入る。このため、右側の視索を切断すると、両眼の（左）視野が欠損する（左同名半盲）（図2-51）。

□ 耳側（外側）の網膜は（鼻）側の視野の情報を、鼻側（内側）の網膜は（耳）側の視野の情報を受容する。このため、視交叉を切断すると、両眼の（鼻）側の視神経が障害され、両眼の（耳）側の視野が欠損する（両耳側半盲）（図2-51）。

□ 網膜の視細胞には、薄暗い所で働く（杆状体）細胞と明るい所で働く（錐状体）細胞がある。黄斑部の中心窩は（錐状体）細胞のみである。

□ 杆状体細胞の視物質（ロドプシン）に光があたると、これが（分解）され、その過程で産生される中間体により視細胞の電位変化が起こる。

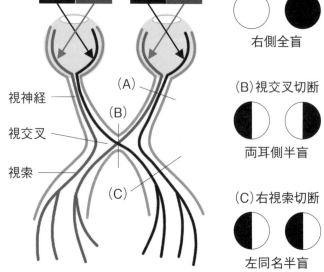

図 2-51：視覚の伝導路と視野欠損

□ 錐状体細胞には、光の3原色である（赤）、（青）、（緑）を感知する3種類の視物質が存在する。

□ 暗い所で目が慣れることを（暗順応）といい、明るい所で目が慣れることを（明順応）という。

□ 暗順応は明順応よりも（遅く）、錐状体の暗順応は杆状体よりも（速い）。

□ 聴覚の適刺激は（音波）であり、可聴範囲は約（20〜20,000）Hzである。

□ 外耳道から入った空気の振動は（鼓膜）を振動させ、（耳小骨）を介して内耳に伝わる。

□ 内耳を構成する複雑な骨性の構造を（骨迷路）といい、その中にはほぼ同じ形の膜性の管である（膜迷路）が存在する。

□ アブミ骨の振動は（前庭窓）（卵円窓）から蝸牛内に伝わり、骨迷路内の（外リンパ液）を振動させ、さらに膜迷路の（内リンパ液）を振動させる。この振動が膜迷路の（蝸牛管）の基底膜上にある（コルチ器）に伝わると、（有毛細胞）が興奮し（蝸牛）神経を興奮させる。

□ 蝸牛神経は視床の（内側膝状体）を通り、（側頭葉）の一次聴覚野に入力する。

□ 平衡感覚の受容器は、内耳にある3つの（半規管）と（前庭）（耳石器）である。

□ 半規管の膨大部には有毛細胞を含む（クプラ）があり、主に（回転加速度）を受容する。

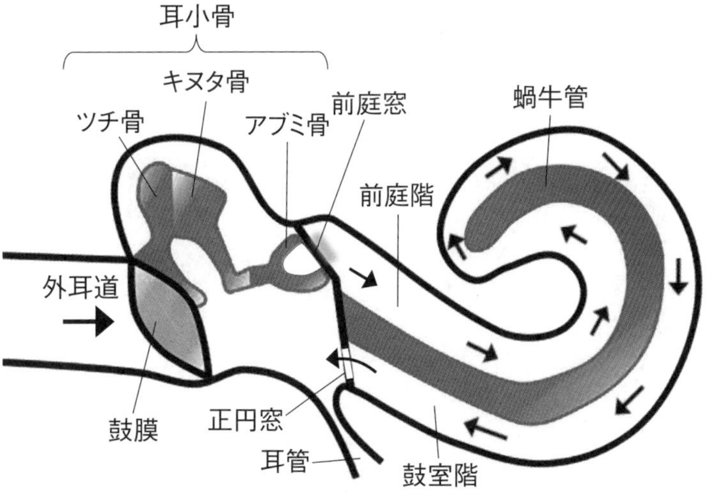

□ 前庭には（卵形嚢）と（球形嚢）という2つの耳石器があり、有毛細胞を含む（平衡斑）が存在する。ここで（直線加速度）を受容し、（前庭）神経を介して中枢まで伝達する。

図 2-52：音の伝導

□ 味覚は味蕾の（味細胞）に受容され、舌前方2/3の味覚は（顔面）神経により、後方1/3の味覚は（舌咽）神経により、延髄の（孤束核）に伝達される。

□ 嗅覚は、嗅上皮にある嗅細胞の（嗅毛）に、におい分子が（結合）することで生じる。

16 ▶感覚の生理学 Q&A

Question	Answer

1 視覚、聴覚、嗅覚、味覚、触覚を特殊感覚という。

1 ☐ ×：触覚は体性感覚（皮膚感覚）である。

2 体性感覚には皮膚感覚と深部感覚とがある。

2 ☐ ○

3 内臓感覚は体性神経により求心性に伝達される。

3 ☐ ×：体性神経 → 自律神経

4 運動感覚は特殊感覚の1つである。

4 ☐ ×：特殊感覚 → 深部感覚

5 錐状体は運動感覚の受容器である。

5 ☐ ×：錐状体は光（視覚）の受容器である。

6 関節包のルフィニ小体は、運動感覚を受容する。

6 ☐ ○

7 筋紡錘やゴルジ腱器官は内臓感覚の受容器である。

7 ☐ ×：内臓感覚 → 深部感覚

8 受容器電位の振幅は刺激の大きさや持続時間によらず一定である。

8 ☐ ×：刺激強度や時間に応じて変化する。

9 受容器電位の振幅が増大すると、活動電位の頻度は減少する。

9 ☐ ×：減少 → 増加

10 受容器電位は伝導性の脱分極電位である。

10 ☐ ×：伝導性 → 非伝導性

11 受容器電位は順応現象に関与する。

11 ☐ ○：順応では活動電位の発生頻度が低下する。

12 感覚に対する識別閾は与える刺激の大小に無関係である。

12 ☐ ×：刺激が小さいと感覚と認識されない。

13 感覚器官にはそれぞれ特有な有効刺激に反応する感覚受容器がある。

13 ☐ ○

14 受容器に対して閾値以下の刺激を連続して与えても有効刺激にならない。

14 ☐ ×：受容器電位が大きくなり、閾値を超えると活動電位を発生する。（有効刺激となる）

15 一定の強さの感覚刺激が持続すると、インパルスの発生頻度はしだいに増加する。

15 ☐ ×：増加 → 低下（順応する）

16 触覚は圧覚の弱いものである。

16 ☐ ○

17 触圧点の密度の高い部位では刺激閾値も高い。

17 ☐ ×：刺激閾値は低く、感覚神経が興奮しやすい。

18 触・圧覚の二点弁別閾の最小部位は背部である。	**18** □	×：背部 → 指先や舌
19 パチニ小体は順応が遅い。	**19** □	×：遅い → 速い
20 マイスナー小体は温冷覚の受容器である。	**20** □	×：温冷覚 → 触圧覚
21 温覚はルフィニ小体により受容される。	**21** □	×：ルフィニ小体 → 自由神経終末
22 温覚と冷覚は共通の温度受容器に受容される。	**22** □	×：温受容器と冷受容器がある。
23 温点よりも冷点の方が、平均密度が高い。	**23** □	○：温点が最も少ない。
24 速い痛み情報はC神経線維が伝える。	**24** □	×：速い → 遅い
25 痛覚受容器は自由神経終末である。	**25** □	○
26 痛覚伝導路の一次求心線維には無髄線維は含まれない。	**26** □	×：無髄のC線維が含まれる。
27 鋭い痛み情報はAβ神経線維が伝える。	**27** □	×：Aβ → Aδ
28 C線維は一次痛を伝達する。	**28** □	×：一次痛 → 二次痛
29 C線維はポリモーダル侵害受容線維である。	**29** □	○
30 プロスタグランジンは痛覚受容器の感受性を低下させる。	**30** □	×：低下 → 増加
31 深部痛覚は皮膚感覚に比べ局在性に乏しい。	**31** □	○
32 筋紡錘は特殊感覚受容器である。	**32** □	×：特殊感覚 → 深部感覚
33 感覚情報は同側の視床を中継し、対側の皮質に入力される。	**33** □	×：同側 → 対側
34 触圧覚は同側の内側毛帯を通り、伝達される。	**34** □	×：同側 → 対側
35 温冷感覚は、後索系を通り伝達される。	**35** □	×：後索系 → 前側索系
36 痛覚は薄束核を通り、伝達される。	**36** □	×：痛覚 → 触圧覚
37 意識できる深部感覚は、脊髄で交叉せず後索を上行する。	**37** □	○

38 光刺激は、網膜の有毛細胞により受容される。		38 ☐ ×：有毛細胞 → 視細胞（杆状体や錐状体）	

38 光刺激は、網膜の有毛細胞により受容される。　38 ☐ ×：有毛細胞 → 視細胞（杆状体や錐状体）

39 杆状体は明るい所で働き、色を受容する。　39 ☐ ×：杆状体 → 錐状体

40 錐状体は光に対する感受性が高い。　40 ☐ ×：高い → 低い　弱い光には反応しない。

41 黄斑部の中心窩には、肝状体が多く存在する。　41 ☐ ×：中心窩は錐状体のみである。

42 網膜中心窩では錐状体細胞が密集しているため、色彩感覚が強い。　42 ☐ ○

43 ロドプシンは錐状体の視物質である。　43 ☐ ×：錐状体 → 杆状体

44 暗所では杆状体細胞のロドプシン量が減少する。　44 ☐ ×：暗所 → 明所。分解されて減少する。

45 ビタミンA欠乏により視細胞の感受性が低下する。　45 ☐ ○：ビタミンAはロドプシンの合成に必須である。

46 杆状体細胞の暗順応は、錐状体細胞より速い。　46 ☐ ×：速い → 遅い　ロドプシンの合成に時間を要する。

47 虹彩は遠近調節に関与する。　47 ☐ ×：虹彩は光量の調節に関与する。

48 角膜は光の屈折を行う。　48 ☐ ○：角膜と水晶体が光を屈折する。

49 近くの物質をみるとき、水晶体の厚みが減少する。　49 ☐ ×：減少 → 増加

50 角膜で光の屈折率を変化させて、遠近調節を行う。　50 ☐ ×：角膜 → 水晶体

51 近くの物質をみるとき、焦点距離が短縮する。　51 ☐ ○

52 近くの物質をみるとき、毛様体筋が弛緩する。　52 ☐ ×：弛緩 → 収縮

53 光が眼に入ると、反射的に瞳孔散大筋が収縮して縮瞳が起こる。　53 ☐ ×：瞳孔散大筋 → 瞳孔括約筋

54 左半分の視野は両眼の右半分に投影される。　54 ☐ ○

55 視神経は視交叉で全交叉する。　55 ☐ ×：全交叉 → 半交叉

56 耳側の視神経は視交叉で交叉し、対側の視床に入る。　56 ☐ ×：耳側の視神経は交叉せず、同側の視床に入る。

57 右眼からの情報は、左脳で処理される。　57 ☐ ×：右眼 → 右視野

58	左眼の左視野の情報は、交叉して対側の皮質に伝えられる。	58 □ ○
59	視交叉が障害されると、両眼の鼻側（内側）視野が欠損する。	59 □ ×：鼻側（内側）→ 耳側（外側）
60	視索切断によって対側視野の半盲症が起こる。	60 □ ○
61	可聴域は20〜2000Hzの範囲の振動数である。	61 □ ×：2000 Hz → 20,000 Hz
62	加速度は錐状体により受容される。	62 □ ×：錐状体 → 半規管や前庭
63	空気振動は嗅毛により受容される。	63 □ ×：嗅毛は嗅覚刺激を受容する。
64	聴覚には、耳石器、鼓膜、耳小骨、蝸牛管などが関与する。	64 □ ×：耳石器は平衡感覚の受容器である。
65	聴覚は視床の外側膝状体を経て、中枢に伝達される。	65 □ ×：外側膝状体 → 内側膝状体
66	コルチ器は平衡感覚の受容器である。	66 □ ×：平衡感覚 → 聴覚
67	半規管は聴覚の受容器である。	67 □ ×：聴覚 → 平衡感覚（回転加速度）
68	前庭の卵形嚢は回転加速度を受容する。	68 □ ×：回転加速度 → 直線加速度
69	半規管で受容された刺激は前庭神経を興奮させる。	69 □ ○
70	味細胞は、食物中の化学物質に反応する。	70 □ ○
71	水素イオンは味細胞における苦味の受容機構を刺激する。	71 □ ×：苦味 → 酸味
72	味覚の伝導には舌下神経と舌咽神経が関与する。	72 □ ×：舌下神経 → 顔面神経
73	舌後方1/3の味覚は舌咽神経により伝達される。	73 □ ○
74	1種類の匂い分子は、1種類の嗅覚受容体を刺激する。	74 □ ×：構造の似た1種類以上の受容体に結合する。
75	2種類以上の匂い物質を混ぜると第3の匂いが発生する。	75 □ ○：受容体の組み合わせで新たな匂いが生じる。
76	嗅細胞は非神経性の受容器である。	76 □ ×：非神経性 → 神経性 嗅細胞自体が神経細胞である。

当社「でるポとでる問」特設ページでは、出版後に判明した誤りの他、書籍
には収録していない問題等、最新の国家試験対策に有益な情報を公開して
います。
https://www.roundflat.jp/derupo/

柔道整復師国家試験対策

でるポとでる問
増補改訂第2版
【上巻】解剖学・生理学

発行日　2018年11月17日　初版第1刷
　　　　2021年10月30日　増補改訂第2版第2刷
著　者　井手貴治、片岡彩子、川上智史、若月康次、伊藤讓、田中輝男 他
発行者　濱野　実
発行所　有限会社ラウンドフラット
　　　　〒162-0064　東京都新宿区市谷仲之町2-44
　　　　URL https://www.roundflat.jp/